Atrophic Rhinitis

From the Voluptuary Nasal Pathology to the Empty Nose Syndrome

萎缩性鼻炎
从复杂的鼻腔病理到空鼻综合征

原著　[意] Stefano Di Girolamo

主译　程 雷　殷 敏

中国科学技术出版社
·北 京·

图书在版编目（CIP）数据

萎缩性鼻炎：从复杂的鼻腔病理到空鼻综合征 /（意）斯特凡诺·德·吉罗摩 (Stefano Di Girolamo) 原著；程雷，殷敏主译 . — 北京：中国科学技术出版社，2023.6
书名原文：Atrophic Rhinitis: From the Voluptuary Nasal Pathology to the Empty Nose Syndrome
ISBN 978-7-5236-0023-8

Ⅰ.①萎… Ⅱ.①斯… ②程… ③殷… Ⅲ.①萎缩性鼻炎—诊疗 Ⅳ.① R765.21

中国国家版本馆 CIP 数据核字 (2023) 第 035982 号

著作权合同登记号：01-2023-1904

策划编辑	靳 婷 焦健姿
责任编辑	靳 婷
文字编辑	弥子雯
装帧设计	佳木水轩
责任印制	徐 飞

出 版	中国科学技术出版社
发 行	中国科学技术出版社有限公司发行部
地 址	北京市海淀区中关村南大街 16 号
邮 编	100081
发行电话	010-62173865
传 真	010-62179148
网 址	http://www.cspbooks.com.cn

开 本	710mm×1000mm 1/16
字 数	165 千字
印 张	12
版 次	2023 年 6 月第 1 版
印 次	2023 年 6 月第 1 次印刷
印 刷	北京盛通印刷股份有限公司
书 号	ISBN 978-7-5236-0023-8/R · 2988
定 价	128.00 元

译者名单

主　译　程　雷　殷　敏
副主译　巢长江　赵　新　吴革平　石　帅
译　者　（以姓氏汉语拼音为序）

敖　天　南京医科大学第一附属医院
巢长江　苏州大学附属第三医院
陈　静　南通大学附属医院
陈　鸣　浙江大学医学院附属第二医院
陈若希　南京医科大学第一附属医院
程　雷　南京医科大学第一附属医院
崔昕燕　南京医科大学第一附属医院
韩　婕　南京医科大学第一附属医院
陆美萍　南京医科大学第一附属医院
马行凯　苏州大学附属张家港医院
石　帅　南京医科大学附属宿迁第一人民医院
王珮华　上海交通大学医学院附属第九人民医院
吴革平　苏州大学附属张家港医院
徐　婷　江南大学附属中心医院
许晨婕　上海交通大学医学院附属第九人民医院
杨艳莉　昆明医科大学第一附属医院
殷　敏　南京医科大学第一附属医院
尤建强　苏州大学附属第三医院
俞晨杰　南京大学医学院附属鼓楼医院
赵　新　江南大学附属中心医院
朱鲁平　南京医科大学第二附属医院
朱歆洁　南京医科大学第一附属医院

内容提要

　　本书引进自 Springer 出版社，由意大利罗马大学耳鼻咽喉科专家 Stefano Di Girolamo 教授精心编著。全书共四篇 16 章，围绕萎缩性鼻炎的病理生理学、临床特点、诊断评估和综合治疗等方面进行了全方位的思考、展现、讨论与分析，详细介绍了萎缩性鼻炎的各种全身和局部药物治疗、各类手术和替代治疗，以及最新研究进展。本书内容不仅来自著者丰富的临床经验，同时也引用了大量文献资料。全书为本专业临床工作提供了有益的参考和借鉴，也为该领域的深入研究提供了创新思路和方法。

补 充 说 明

　　本书参考文献条目众多，为方便读者查阅，已将本书参考文献更新至网络，读者可扫描右侧二维码，关注出版社医学官方微信"焦点医学"，后台回复"9787523600238"，即可获取。

主译简介

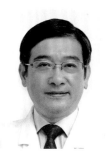

程 雷

医学博士，主任医师，教授，博士研究生导师，博士后合作导师，南京医科大学第一附属医院（江苏省人民医院）耳鼻咽喉科主任、过敏诊疗中心主任。中华医学会变态反应学分会主任委员，中华医学会耳鼻咽喉头颈外科学分会常务委员、鼻科学组副组长，中国医院协会罕见病专业委员会常务委员，《中华耳鼻咽喉头颈外科杂志》副总编，《中国中西医结合耳鼻咽喉科杂志》常务副总编，《山东大学耳鼻喉眼学报》副主编。荣获 2021 年度"推动行业前行的力量"十大医学突出贡献专家。主要研究方向为上气道过敏与炎症的机制及临床诊治。

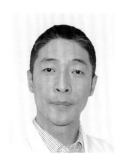

殷 敏

医学博士，主任医师，副教授，硕士研究生导师，南京医科大学第一附属医院（江苏省人民医院）耳鼻咽喉科副主任、鼻科与鼾症组组长。江苏省研究型医院学会耳鼻咽喉内镜专业委员会主任委员，江苏省医师协会睡眠医学专业委员会候任主任委员，江苏省医学会耳鼻咽喉头颈外科学分会副主任委员，中国医师协会耳鼻咽喉头颈外科医师分会鼻科学组委员，《中国中西医结合耳鼻咽喉科杂志》常务编委。主要研究方向为鼻科学、鼻内镜外科、鼻颅底外科、睡眠呼吸障碍的发病机制及临床诊治。

原书序一

我很高兴收到由 Stefano Di Girolamo 教授编著的 *Atrophic Rhinitis: From the Voluptuary Nasal Pathology to the Empty Nose Syndrome* 一书，我们已经相识 20 余年，我发自内心地喜爱、尊敬和尊重他。

事实上，许多年前，当他正在锡耶纳大学（University of Siena）耳鼻咽喉科学院准备开始研修由我指导的培训课程时，我在这位年轻医生的身上就发现了很多不同寻常的品质。

如今，他证明了自己是一名优秀的临床工作者、一名敏锐的研究人员和一名聪明的外科医师。

他以最高分获得结业资格证书后，我们分别在各自研究领域不断发展，但我仍然会关注他在不同大学的研究成果。

现在，他在自己的专业领域内担任着最负盛名的职位及正教授身份，凭借其在锡耶纳大学就被发现的优秀品质，领导着罗马大学"托尔·维加塔"（Tor Vergata）耳鼻咽喉科诊所，这让我感到由衷的喜悦和自豪。

再说回本书，萎缩性鼻炎是一种较为常见的疾病，其程度很难随有效治疗的建立而确定。该疾病的形式、症状、内镜下鼻腔改变多样化，导致诊断困难。作者希望本书能全方面呈现该病的深入研究成果，并在治疗上也能给出一些有价值的建议，因此书中所述几乎包含了该病的所有相关内容。

事实上，书中对该病相关的病理生理学、临床治疗方面进行了全方位的思考、展现、讨论与分析。通过主观问卷和心理评估等临床研究，探讨了各种内科、外科治疗方法在该病中的应用。

毫无疑问，阅读这些章节不但对医疗工作者有帮助，更有助于鼓励他们对该领域进行研究，并促进其对已既定观点的再研究。

空鼻综合征（empty nose syndrome，ENS）这一术语包含了许多病理形式，其解剖和临床表现多样。从病理生理学的角度来看，ENS 通常发生于以过度破坏的方式对鼻腔进行功能性干预后。此外，ENS 也可以涵盖在继发性萎缩性鼻炎中。

在正常的鼻腔生理中，下鼻甲、中鼻甲和上鼻甲是基本要素，尤其在加热和湿化功能中，其保留是不可或缺的。当不可逆的肥厚鼻甲干扰鼻腔生理，特别是呼吸功能时，需进行外科干预。文献中提出的数十种方法都能尽可能地保护鼻甲，至少保留黏膜。

总之，ENS 具有较强争议性，经常涉及过度的下鼻甲切除或黏膜纤毛功能障碍。

由于解剖和临床表现多样，对此综合征进行分类，用一种共同、科学的语言来进行对比和统计非常合适。至少在一般情况下，可对其加以区分，而术后情况通常与不同的症状有关。

愿大家阅读愉快并学有所获。

Desiderio Passali
Societas ORL Latina
Italian Society of Rhinology
Rome, Italy

原书序二

在我看来，为了清晰和减少混淆，萎缩性鼻炎应该被具体分类并细分为原发性萎缩性鼻炎和继发性萎缩性鼻炎。

以往的文献将萎缩性鼻炎术语混淆，将萎缩性鼻炎、干燥性鼻炎和臭鼻症混用，有时完全没有精确的定义或区分；但能肯定的是，萎缩性鼻炎是一种使人衰弱的鼻黏膜进行性疾病，具有一系列显著的"标志性"症状：①鼻腔干燥和结痂；②恶臭的气味；③鼻出血；④鼻气道阻塞；⑤面部疼痛；⑥头痛；⑦嗅觉丧失；⑧心理抑郁。

萎缩性鼻炎最为普遍且突出的表现是即使鼻内气道完全开放，患者也经常矛盾地抱怨存在鼻气道阻塞的症状（尽管鼻气道十分通畅，仍呼吸困难）。

这本书的主要目的是对目前关于萎缩性鼻炎的研究进行汇总，通过提出客观清晰的主题和明确的原发性、继发性萎缩性鼻炎的分类，试图消除萎缩性鼻炎术语上与其他名词的混淆。

为了达到上述目标，受邀的作者们正在研究以下众多主题，其中包括原发性、继发性和医源性萎缩性鼻炎，空鼻综合征（empty nose syndrome，ENS），病因学的基本问题，症状学，以及当代诊断模式包括问卷调查、细胞学、计算流体动力学数据、鼻气流分析和研究影像学效用［计算机断层扫描（computed tomography，CT）、锥束 CT 和磁共振成像（magnetic resonance imaging，MRI）］等。药物和外科干预的治疗问题包括黏膜皮瓣、黏膜下注射（填充），鼻中隔修复，使用耳甲软骨、肋软骨、骨（髋和颅骨）进行自体移植和使用同种异体移植供体组织，以及广泛开发了其他生物材料和无机材料。

原发性萎缩性鼻炎通常被称为臭鼻症，这是一个描述性的希腊术语，意思是"恶臭"（强烈的难闻气味）。在过去的 100 年里，原发性萎缩性鼻炎在发达国家的发病率已经下降，这可能是针对慢性鼻腔鼻窦感染的抗微生物药物的广泛使用所致。虽然原发性萎缩性鼻炎的病因尚不清楚，但已知的是几乎所有患者的臭鼻克雷伯菌（*klebsiella ozaenae*）感染培养都呈阳性，而继发性萎缩性鼻炎患者很少出现臭鼻克雷伯菌培养阳性。

从本质上讲，原发性萎缩性鼻炎的病因不明，自发病起，病程进展缓慢。而根据定义，继发性萎缩性鼻炎是在手术或非手术鼻外伤后发生的，也可能是特定系统性疾病的鼻部表现。

继发性萎缩性鼻炎患者始终有一些诱发因素，而产生复杂的"标志性"症状。

让我们讨论一下"臭名昭著"的鼻甲手术，特别是下鼻甲手术，当然其中也包括中鼻甲的手术或切除。任何一种通过减少鼻甲体积缓解鼻呼吸阻塞的方案，都可能导致 ENS，诱发继发性萎缩性鼻炎。这可能不会在手术后立即发生，而是在原先的手术创伤后数年才会出现。我特意选择了"方案"这个术语，因为用于治疗下鼻甲肥大的手术名录庞大，包括但不限于以下由 Passali D.（1999）和 Huizing H.（2000）所提出的目录，如电灼、化学凝固、骨折外移、鼻甲骨黏膜下切除术、冷冻手术、激光手术、射频辐射、黏膜下切除术（使用或不使用动力器械如刨削器）、黏膜下皮质类固醇注射、黏膜下硬化剂注射、部分鼻甲切除术加上"臭名昭著"的全鼻甲切除术。这可能是一份记录不全的针对鼻甲，尤其是下鼻甲的术式列表，这些术式几乎都缺乏术前功能性生理测试。

鼻科医师需要关注一些系统性疾病，因为这些疾病可能伴随鼻部表现，如伴有鼻出血的淋巴瘤，或者有不同名称的中线破坏性病变，如特发性中线肉芽肿或致死性中线肉芽肿或多形性网状细胞增生症。肉芽肿性疾病包括结节病、分枝杆菌结核病或其他较少见的表现为鼻塞、黏膜结痂、鼻出血、嗅觉丧失和面部疼痛的感染性疾病。自身免疫性疾病如伴有多血管炎的肉芽肿病（韦格纳肉芽肿病）可表现为黏膜结痂、鼻塞、恶臭和鼻出血。复发性多软骨炎是一种伴有黏膜结痂和鼻出血的鼻腔表现的自身免疫性疾病，可与潜在的恶性疾病共存。

Churg-Strauss综合征是一种小到中等大小血管的肉芽肿性坏死性血管炎，可表现为黏膜结痂和鼻出血。

干燥综合征是一种进行性自身免疫性炎症，表现为鼻塞、干燥、黏膜结痂、鼻出血和嗅觉减退。

在鼻部萎缩性改变的鉴别诊断中，需考虑以上疾病，并进行一般细菌培养和药物敏感试验，抗酸杆菌、真菌和厌氧菌的分析。此外，除了检测沉降率、血常规、血沉、C反应蛋白、抗中性粒细胞胞质抗体（antineutrophil cytoplasm antibodies，c-ANCA）及其他血清学指标外还需进行鼻内组织活检。若有需要可请内科、感染科和风湿科会诊。

在这一分类中，继发性萎缩性鼻炎比原发性萎缩性鼻炎更常见，两者有相同的症状，区别在于具有完全不同的病因。

综上所述，临床医生可以通过以下方法区分原发性和继发性萎缩性鼻炎。原发性萎缩性鼻炎是指患者在没有明确的病因或诱因的情况下出现"标志性"症状，没有外科手术史或非手术鼻外伤史，没有肉芽肿性或炎性自身免疫性疾病的任何证据，并且臭鼻克雷伯菌培养呈阳性；而继发性萎缩性鼻炎有明确的病因，臭鼻克雷伯菌培养几乎总是阴性。

总的来说，萎缩性鼻炎是一种使人衰弱的慢性疾病，由一系列症状所证明，最突出的是尽管鼻腔气道通畅，患者仍主诉鼻气道阻塞。诊断依据是病史、体格检查、影像学检查证实的典型症状、组织学活检，并考虑鉴别诊断和排除系统性疾病。同时需承认，鼻黏膜的变化是老化过程中不可避免的一部分。随着老年人口的不断增加，文献中出现了新的描述性术语，如"老年性"鼻炎、"高龄性"鼻炎、"衰老性"鼻炎，都描述了由于黏膜下浆液细胞和杯状细胞的损失、胶原蛋白的减少和黏膜微血管血流的改变而引起的鼻黏膜萎缩。"老年性"鼻炎就是继发性萎缩性鼻炎的一个例子。老年人通常会有鼻黏膜萎缩、鼻腔结痂、鼻分泌物黏稠、鼻塞和嗅觉敏锐度下降的症状。不过复杂的是一些老年患者会服用利尿药、β受体拮抗药和心理药物，这些药物已知的不良反应包括鼻气道阻塞引起的鼻腔干燥和呼吸困难。

以控制症状为目标的医疗管理非常有效。根据细菌培养和药物敏感试验，局部使用氨基糖苷类抗生素冲洗，同时间歇和谨慎地全身使用抗生素，可以非常有效地缓解患者的不适。据报道，四环素、氨基糖苷类抗生素和环丙沙星进行局部冲洗都是有效的。最好避免局部使用糖皮质激素和（或）血管收缩药物，因为患者经常会有血管和（或）免疫系统的损害。

手术治疗对于创伤后、手术后继发性萎缩性鼻炎（如空鼻综合征）患者是非常有益的。随着对理想的植入材料和这些材料在适当的患者中的准确放置位置的深入了解，一些人可从手术干预中受益。各种材料恢复鼻腔容量的短期结果是令人鼓舞的，不过最终结果只能在手术干预数年后才能被准确评估。换句话说，在宣布明确的结论之前，只有经过多年术后随访的长期结果才值得参考。

当然，老话说得好，"一分预防胜过十分治疗"，这句话也适用于鼻甲的外科治疗。作为外科医生，我们充分认识到关于鼻腔生理仍有许多内容需要研究，以避免发生外科干预导致的继发性萎缩性鼻炎。继发性萎缩性鼻炎的预防除了具有治疗价值外，也是鼻外科手术的重要组成部分，尤其是在鼻腔手术中需要保留鼻黏膜的部分尚不清楚时。因此，外科医生在进行下鼻甲或中鼻甲手术时应做一个极简主义者，最低限度地干预和最大限度地保存是每天、每周、每月的关键，而且可能是未来几年的关键。

Eugene B. Kern

Rhinology and Facial Plastic Surgery, Mayo Clinic Rochester, Rochester, MN, USA

George M. and Edna B. Endicott Professor of the Medicine, Mayo Foundation for Medical Education and Research, Emeritus, Rochester, MN, USA

Department of Otorhinolaryngology and Head and Neck Surgery, State University of New York at Buffalo (SUNY Buffalo), Buffalo, NY, USA

Gromo Foundation for Medical Education and Research in Buffalo, Buffalo, NY, USA

译者前言

  萎缩性鼻炎作为临床上一种重要的疾病，需要引起人们足够的重视。

  长期以来，萎缩性鼻炎都没有被充分认知。近年来，萎缩性鼻炎中的一个分类——空鼻综合征，在社会及临床上引起了不小的恐慌。这让很多患者谈"鼻"色变，但凡手术涉及鼻腔、鼻中隔，都让患者担心会引发空鼻综合征，这让他们或多或少产生了自身心理问题，甚至社会问题。事实上，在临床工作中，有空鼻综合征或萎缩性鼻炎的患者并不多，而且经查阅文献发现，关于空鼻综合征的国内外文献资料非常少。通过少量经验和文献对其了解与管中窥豹无异，而对其的认知不足又束缚了临床研究的手脚。在此背景下，*Atrophic Rhinitis: From the Voluptuary Nasal Pathology to the Empty Nose Syndrome* 一书的出版非常有意义。

  本书围绕萎缩性鼻炎展开，先介绍了其分类（即原发性和继发性），其中继发性又可分为自身免疫性、医源性（空鼻综合征）和药物性，再介绍了各类萎缩性鼻炎的病因学、组织病理学和临床特征。值得关注的是，继发性萎缩性鼻炎也可能是全身疾病的局部表现，在发达国家中药物 / 毒品所致的发病率达 1%～9%。针对萎缩性鼻炎的诊断评估，主观问卷调查和心理学评估是非常重要的环节，尤其是对空鼻综合征进行评估。未分化扁平上皮为主的细胞学特点，是本病的病理学基础，这也可成为一个诊断标准；然而，鼻细胞学诊断尚未被重视。影像学检查中，萎缩性鼻炎可呈现一定特征，与之相比，鼻功能检查更有助于提供一些客观依据。本书全面介绍了萎缩性鼻炎的治疗，包括全身和局部药物治疗、手术治疗和替代治疗，从中可以看出药物和外科技术的发展。

本书各部分既独立成章，又贯通一致；既总结了现有资料和文献，又结合了作者自身丰富的经验和体会，对萎缩性鼻炎的临床诊治具有很好的指导意义。

阅读前人成果，同时思考回味萎缩性鼻炎诊治过程中涉及的内容，亦为鼻科学临床工作提供了借鉴和启发。

首先，需要把握鼻科患者的心理状态。鼻部疾病患者的主诉多与主观感受相关，与客观检查往往有差异，有时甚至"症征分离"。比如鼻塞，患者主观感觉与相应的鼻功能检查结果常有不一致。因此在鼻部疾病的诊治中，需要结合心理状态的评估。本书所涉及的主观问卷调查和心理学评估，几乎适用于所有鼻科患者。

其次，鼻外科的处置可在不同程度上引起"萎缩"或"空鼻"状态（医源性）。不仅是下鼻甲的部分或全部切除术，从被视作"微创"的下鼻甲消融术，到创伤较大的鼻部肿瘤根治切除，都在事实上扩大了鼻腔，改变了鼻功能，因此在鼻外科工作中，需要让患者理解外科处置的方案及结果，做好沟通交流，同时需要根据治疗目的把握好尺度。

最后，萎缩性鼻炎的外科治疗，不仅是操作过程，也是医疗设备器械材料等技术的综合体现；不仅是平面的操作，还是三维的设计；不仅是针对鼻部结构的处置，而且是引起功能状态的改变；不仅是外科学的问题，更是美学的问题。鼻外科的工作，每一处都体现了这些内涵。

本书从翻译到付梓，历经漫长的时间。在此感谢原著作者和所有译者的精心付出。

我们希望本书的出版，能够引起更多相关医务工作者对萎缩性鼻炎的关注，能够促进本病的临床和基础研究，还希望为空鼻综合征等鼻部疾病的诊治带来新的思索。

南京医科大学第一附属医院　程　雷　殷　敏

目　录

第四篇　萎缩性鼻炎的治疗

第一篇　原发性萎缩性鼻炎
Primary Atrophic Rhinitis

第1章　原发性萎缩性鼻炎：臭鼻症与其他感染方式

Primary Atrophic Rhinitis: Ozaena and Other Infective Forms

Tushar Jain　Himanshu Kumar Sanju　Mariapia Guerrieri

Massimo Ralli　Roberta Di Mauro　著

殷　敏　译

原发性萎缩性鼻炎（primary atrophic rhinitis，PAR）是鼻腔的一种慢性进行性病变，其特征是骨和黏膜发生萎缩性变化，从而导致鼻黏膜硬结形成、鼻腔通道扩大[1, 2]。组织病理学上表现为鼻腔内被覆的纤毛柱状上皮大部分缺失、鳞状上皮化生，并伴有涉及单核细胞、巨噬细胞和成纤维细胞浸润的慢性炎症变化。原发性萎缩性鼻炎的血管病变可分为两型[3]。1 型较为常见，表现为闭塞性动脉内膜炎，而 2 型则与毛细血管扩张相关。

原发性萎缩性鼻炎在印度、巴基斯坦、孟加拉国等热带国家多见，好发于中青年人，女性尤其多见（女∶男 = 5.6∶1）[4]。

一、原发性萎缩性鼻炎的流行病学

原发性萎缩性鼻炎的流行病学特征仍有争议，逾百年来吸引着众多耳鼻咽喉科学、微生物学和流行病学的专家对此进行研究。其发病相关因素包括自身免疫低、慢性鼻窦感染、激素水平紊乱、营养状态差、遗传以及缺铁性贫血[5]。慢性鼻窦感染被认为是原发性萎缩性鼻炎的主要病因之一，尤其在东南亚等人口高密度地区，鼻窦细菌感染更容易传播蔓延。

（一）细菌学

臭鼻克雷伯菌是最常见的病原体[5]，其他病原菌包括臭鼻球杆菌、黏杆菌、白喉杆菌、百日咳杆菌、流感嗜血杆菌、铜绿假单胞菌、奇异变形杆菌和金黄色葡萄球菌[4]。根据治疗上呼吸道感染的经验，临床上往往不能确定这些细菌是致病菌，抑或仅仅是次要入侵菌群。很少有研究人员从原发性萎缩性鼻炎患者中分离出大肠杆菌[6,7]。营养因子缺乏，特别是铁、脂溶性维生素（如维生素 A、D、E、K），以及蛋白质的缺乏，会导致复发性上呼吸道感染的易感性增加[5]。

（二）病毒学

根据 COVID-19 大流行期间的经验，各种关于冠状病毒感染导致嗅觉丧失的报道已经引起了关注。必需详细调查引起流感样症状的病毒，如鼻病毒、副流感病毒、呼吸道合胞病毒、腺病毒、流感病毒和冠状病毒等。病毒可能是导致多重细菌感染的诱发因素，其病理机制可能是多方面的，病毒会损伤纤毛细胞，导致纤毛摆动停滞，进而降低黏液纤毛清除功能[8]；病毒还会增加细菌黏附于鼻腔黏膜的风险，如鼻病毒会上调血小板活化因子受体（platelet-activating factor receptor，PAFR）的表达。此外，还有 Toll 样受体（Toll-like receptor，TLR）4 和 TLR5 通路在流感病毒感染后发生改变，导致中性粒细胞募集减少，进一步促进细菌附着在气道上皮细胞[9]。目前，鲜有研究证明病毒感染与萎缩性鼻炎直接相关，因此有待更多的多中心研究来证实。

（三）真菌学

萎缩性鼻炎可伴发真菌感染，已有从萎缩性鼻炎患者中分离出曲霉菌的报道。目前的临床经验提示真菌感染主要是院内感染所致，但其在萎缩性鼻炎中的作用尚无多中心研究加以支持。目前见到的患者中，侵袭性真菌引发的萎缩性鼻炎以曲霉菌为致病病原体。

所有疑诊萎缩性鼻炎的患者都应进行详细病史问诊和临床检查，包括鼻内镜检查、影像学检查和实验室检查。在我们的实践中，每隔3～5天连续进行3次鼻腔拭子检查以确认病原体。第4次和第5次鼻腔拭子分别在确诊并开始治疗后1个月、治疗完成后6个月进行。

二、临床表现

（一）体征

目前诊断原发性萎缩性鼻炎尚无可靠的客观检查。内镜检查通常可以发现黄绿色至灰黑色黏厚的硬痂。去除硬痂后可以发现鼻甲尤其是下鼻甲明显萎缩。鼻甲萎缩导致鼻腔通道过度开放，通过前鼻孔可以直接观察鼻咽部和软腭上部。鼻黏膜变薄、苍白、有光泽且易出血。萎缩性鼻炎还可观察到鼻中隔穿孔、鼻小柱坏死和鼻梁凹陷等不常见的体征[10]。

（二）症状

典型的临床症状包括鼻腔内过度结痂，尽管鼻腔扩大但呈"矛盾性"鼻塞，以及常导致尴尬和社交障碍的鼻腔恶臭[11]。阻塞感可能来自于结痂或气流紊乱[12]；其他相关症状包括面部疼痛、头痛、黏膜干燥、呼吸困难、鼻出血、睡眠障碍，以及偶有黏脓性鼻涕和嗅觉丧失。嗅觉丧失极有可能是鼻顶区域的嗅上皮萎缩引起[13]。患者自觉"呼吸不到空气"且张口呼吸无法缓解。这一现象常对患者的心理健康产生负面影响，患者可表现为焦虑、抑郁、愤怒、沮丧、易怒和疲劳。萎缩性鼻炎的另一个特有症状是鼻性注意力减退（aprosexia nasalis），表现为患者极度专注于试图保持呼吸的感觉，从而导致慢性注意力减退[14]。

三、组织病理学

组织病理学研究表明萎缩性鼻炎是一种与萎缩和纤维化相关的慢性进行性炎症过程，其病变局限在鼻黏膜，表现为呼吸道上皮从假复层纤毛柱状上皮向有 4 层的鳞状上皮化生。扁平鳞状上皮丧失了黏液纤毛清除功能，引起鼻腔继发结痂。此外，腺体萎缩可导致浆液和黏液成分改变。残留的黏液性腺体无法发挥适当的功能，导致鼻腔保湿功能降低，进一步加重结痂。扫描电子显微镜显示纤毛稀少或缺如，产生的黏液滴相互排斥，黏液层功能障碍。通常可见纤毛、杯状细胞和复泡状腺的缺如，病变进程中血管结构受到影响，特征性变化包括伴有中膜增厚和上皮下毛细血管扩张的闭塞性动脉内膜炎。在这些病理过程的综合作用下导致了循环障碍，鼻腔保湿功能降低，促进了结痂。萎缩性鼻炎中纤毛和黏膜的损伤，可能导致了并发鼻窦炎的高发病率。

四、诊断

原发性萎缩性鼻炎很大程度上是在排除继发性萎缩性鼻炎的病因后评估做出的诊断，长期以来缺乏统一的诊断标准。Ly 等[15] 通过对 22 名患者的研究提出了 7 个症状体征，其诊断敏感度为 95%，特异度为 77%，任何一个诊断标准涉及的症状体征都需持续 6 个月以上，包括患者主诉的慢性鼻塞、复发性鼻出血和暂时性嗅觉丧失，或者由医生记录的脓涕、鼻腔结痂和 2 次或以上鼻窦手术史，2 次或以上鼻窦手术史可以鉴别肉芽肿形成相关的慢性炎症性疾病，以明确继发性萎缩性鼻炎。

萎缩性鼻炎是一种临床诊断，可通过内镜引导下的中鼻道分泌物培养得到证实。鼻腔活检标本可显示正常假复层柱状上皮的缺失和黏液腺的萎缩。鼻腔培养检出臭鼻克雷伯菌或其他相关病原体也有助于诊断。常见的可培养出的微生物有变形杆菌、大肠杆菌、金黄色葡萄球菌、肺炎球菌、Perez-Hofer 芽孢杆菌和一种无毒形式的白喉棒状杆菌。臭鼻克雷伯菌是一种荚膜包裹的革兰阴性杆菌，与本病密切相关，常可被分离出来。臭鼻克雷伯菌通过纤毛内黏附作用导致黏液纤毛清除不良而发挥抑制纤毛活动的作用。

使用鼻内镜对于获取培养材料和避免培养物被污染至关重要。典型的鼻部特征包括鼻腔扩大、鼻甲吸收、黏膜萎缩、厚痂和恶臭。萎缩性鼻炎的恶臭是最令人痛苦的症状。

由于并发鼻窦炎的发病率高，萎缩性鼻炎的诊断评估还包括计算机断层扫描（computed tomography，CT）。Pace-Balzan 等[16] 列举出 CT 的特征性变化：①鼻旁窦黏膜增厚；②继发于筛泡和钩突的窦口鼻道复合体清晰度丧失；③上颌窦发育不全；④鼻腔扩大，伴鼻侧壁侵蚀和弯曲变形；⑤下鼻甲和中鼻甲的骨质吸收和黏膜萎缩。以上颌窦损伤为代价的鼻腔扩张是最突出的 CT 特征。此外，还发现是上颌窦前后气化程度降低[16, 17]。

五、治疗

（一）药物治疗

治疗的目标是清除继发性细菌感染，减少结痂量并减轻恶臭。硬质内镜引导下的常规机械性痂皮清除是治疗的重要组成部分。家庭治疗时，患者需使用盐水或碳酸氢钠溶液进行强力鼻腔冲洗。由于甲醇似乎具有直接激活鼻黏膜内低温感受器的作用，可将其添加至鼻腔润滑剂中。在家中使用冷雾加湿器也是有益的，对于症状严重且有心理学临床表现的患者，有必要寻求社会心理服务。

由于患者鼻腔血供已经受损，应避免使用血管收缩性滴鼻剂。长期使用抗生素是药物治疗的主要方式，剂量应参照鼻窦分泌物培养及药物敏感试验结果。既往传统选择四环素，但近期多项研究推荐使用环丙沙星。Borgstein 等[18] 报道了环丙沙星治疗成功的方案为每次

250～500mg，每日 2 次，持续 4 周。Dudley[19] 建议将氨基糖苷类药物直接滴入鼻腔局部使用，以避免全身吸收，并增加药物在鼻黏膜的利用率。脓性分泌物是提示疾病活动的最佳指标，同时其可能会干扰氨基糖苷类药物的疗效，因为该类药物的活性随着 pH 的降低而降低，合并急性细菌性鼻窦炎是全身适当使用抗生素的明确指征。

由于丝裂霉素 C 具有抗增殖作用，可抑制成纤维细胞活性。自1980 年以来，该药物已被用作各种眼科手术后的抗瘢痕治疗。经鼻内镜鼻窦手术后使用丝裂霉素 C 可以减少术后粘连。在原发性萎缩性鼻炎中使用丝裂霉素 C 是一种新的治疗方案，可显著降低结痂程度和鼻出血的严重程度，并促进鼻腔分泌功能的正常化。因此，对原发性萎缩性鼻炎的推荐治疗方案是局部使用丝裂霉素 C 结合持续药物治疗[20]。有时药物治疗不能产生满意的结果，则需要手术干预。

（二）外科治疗

目前有多种治疗原发性萎缩性鼻炎的术式，每类术式都试图关闭或缩小鼻腔，使气道更符合生理学要求。外科治疗的主要目标是减轻症状，提高生活质量。Young 报道了双侧鼻孔闭锁术，每次进行一侧，两次间隔 3 个月进行。该术式可在任何年龄进行，并且据报道呈现出出乎意料的良好耐受性。Gadre 等[21] 将此术式改良为部分鼻孔闭锁，将前鼻孔直径缩小到 3mm 以下，其优点是可以进行后续的鼻内镜检查。硬质鼻内镜检查显示，术后 1 个月结痂量显著减少，6 个月结痂几乎完全消失。此外，扫描电镜下观察到闭锁术后纤毛长度和外形有增长趋势，但数量并未增加。鼻腔闭锁的时长为 3～5 年，取决于病变累及单侧或者双侧鼻孔。Young 改良术式保留了鼻腔裂隙，可借此进行鼻内镜检查，从而在最合适的时机解除闭锁。植入各种材料以减少鼻腔空间也是治疗萎缩性鼻炎的方法。然而，丙烯酸树脂和涤纶等人造植入物被排斥的情况高达 80%。较早之前，Girgis[6] 曾报道了经唇下切口入路的鼻底部皮肤脂肪移植术。自体骨移植材料主要取自髂嵴，将其植入鼻中隔、鼻底和鼻腔外侧壁称为鼻内微整形术。和皮肤脂肪移植一样，骨移植的主要问题是再吸收趋势。后来，Rasmy[22] 提出从上颌窦前壁取骨 – 骨膜瓣作为鼻腔闭锁的封闭膜。

这些治疗无法治愈萎缩性鼻炎。由于萎缩性鼻炎的症状与其他形式的慢性鼻 – 鼻窦炎有重叠且这些患者常合并过敏性鼻炎，因此变态反应学家也应熟悉萎缩性鼻炎。原发性萎缩性鼻炎具有进展性、病因学机制尚且不明确、与多种疾病相关或并发的特征，因此有必要针对其采取多学科治疗模式。

第二篇　继发性萎缩性鼻炎
Secondary Atrophic Rhinitis

第2章　继发性萎缩性鼻炎：自身免疫性及肉芽肿性疾病

Secondary Atrophic Rhinitis: Autoimmune and Granulomatous Forms

Laura Gigante　Andrea Zoli　Pier Giorgio Giacomini　Angelo Zoli　著
殷　敏　译

　　萎缩性鼻炎的特征是进行性鼻黏膜萎缩、鼻腔结痂、恶臭、鼻腔空间扩大和矛盾性鼻塞，可引起继发性萎缩性鼻炎的疾病包括感染性、非感染性肉芽肿性疾病和自身免疫性疾病，但也仅占病因不到 1%。对于无鼻科手术史或放疗病史，但伴有低热、体重减轻和关节痛等全身症状的患者，尤其应考虑这一组疾病。最常导致萎缩性鼻炎发生的自身免疫性疾病是肉芽肿性血管炎、结节病和黏膜类天疱疮[1]。在肉芽肿性感染性疾病中，肺结核和梅毒是引起这类鼻窦炎的主要原因[1]。

　　准确的既往史应突出现在或过去无法解释的皮损、关节炎、呼吸短促或神经系统症状。此外，还应检查是否有国外旅游史和滥交史。常规的实验室检查可表现为红细胞沉降率和 C 反应蛋白升高、贫血和肾功能障碍，如不明原因的肾衰竭、蛋白尿和红细胞管型。所有继发性萎缩性鼻炎患者都应检查胸部 X 线片以排除肺部浸润、空腔和纵隔淋巴结病变。同时应检查 ANCA 抗体和定量 FERON 肺结核试验是否阳性。如有相应既往史，也应考虑性病实验室（venereal disease research laboratory，VDRL）试验、梅毒螺旋体血球凝集试验（trepomema palidum hmagglutination assay，TPHA）和人类免疫缺陷病毒（human immunodeficiency virus，HIV）检查，可通过鼻腔活检进行组织病理学和微生物学检查确诊。

一、肉芽肿性血管炎

肉芽肿性血管炎（granulomatosis with polyangiitis，GPA；曾名"韦格纳肉芽肿"）、显微镜下多血管炎（microscopic polyangiitis，MPA）和嗜酸性肉芽肿性血管炎（eosinophilic granulomatosis with polyang1iitis，EGPA；曾名"Churg-Strauss 综合征"），三者都是抗中性粒细胞胞质抗体（anti-neutrophil cytoplasmic antibody，ANCA）相关性血管炎（ANCA associated vasculitis，AAV）疾病谱的代表性疾病。根据常见的临床特征，这组小血管炎的特点为（60%～90% 的患者）存在 ANCA 抗体而组织学标本中缺乏免疫物沉积。

（一）流行病学及发病机制

GPA 在各年龄都可发病，但老年人更常见，在 50—60 岁时达高峰。年发病率为（2～13）/100 万人，似乎白种人比其他种族更常见[2]。自身免疫性疾病家族史、二氧化硅接触史、感染诱因或丙硫氧嘧啶或甲巯咪唑等药物是公认的 GPA 发展的危险因素[3, 4]。

ANCA 抗体靶向细胞质抗原、髓过氧化物酶（myeloperoxidase，MPO）和蛋白酶 3（proteinase 3，PR3）首先在间接免疫荧光中被检测出，提示中性粒细胞核周（p-ANCA）或胞质（c-ANCA）染色。针对 MPO（MPO-ANCA，即 p-ANCA，更常见于显微镜下多血管炎）或 PR3（PR3-ANCA，即 c-ANCA，更常见于肉芽肿性血管炎）抗体的酶联免疫吸附试验（enzyme-linked immunosorbent assay，ELISA）证实了这一结果。ANCA 抗体可能在 GPA 的发病中起直接作用。促炎事件启动后，MPO 和 PR3 抗原可能暴露在质膜上，并可能被各自的抗体识别，这种机制导致活性氧和颗粒酶的释放。在急性期，典型的表现是坏死性血管炎伴自毁性富中性粒细胞浸润（白细胞破碎性血管炎），有时伴有凝血级联激活和纤维蛋白沉积导致的纤维素样坏死。疾病晚期可见血管周围和血管外肉芽肿，特别是在上下呼吸道中[5]。

（二）临床特征

本病以上下气道的肉芽肿和坏死性炎症性病变为特征，常伴有快速进行性微量免疫性肾小球肾炎，可导致肾功能明显下降。

1. 耳鼻咽喉病变

75%～98% 的患者有耳鼻咽喉病变，这是 GPA 最典型的器官损害[6]。鼻和鼻窦是最常受累的部位。萎缩性鼻炎终末期可侵蚀软骨（图2-1B），并导致鼻中隔穿孔和鞍鼻（图 2-1A）。由于组织损伤程度取决于血管炎症引起的血流量减少，最常受影响的区域是由克氏静脉丛灌注的鼻中隔区。然而，鼻腔的所有结构（包括黏膜、鼻甲和鼻窦），都可能受到影响[7]。20%～60% 的 GPA 患者可能存在耳科损伤。一般可表现为与鼻 - 鼻窦病变相关的慢性单侧或双侧中耳炎。此外，也有可能并发慢性乳突炎，或红斑（或溃疡）性多发性类软骨炎为表现的外耳道病变，但比较罕见[8]。最后，5%～31% 的患者可能存在耳蜗血管炎导致的内耳损伤，表现为感音神经性听力减退或眩晕，这一表现可疑诊为 Cogan 综合征。临床上口腔症状很罕见，以溃疡口腔炎和增生性牙龈炎（"草莓样牙龈炎"）为主，后者高度提示 GPA[9]；也有可能出现喉部病变。10%～20% 的患者可能存在声门下狭窄，但因为少于 75% 的狭窄通常没有症状，这一数据可能被低估。而超过 80% 的狭窄可能危及生

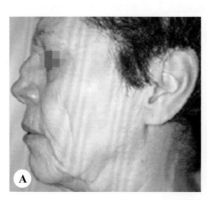
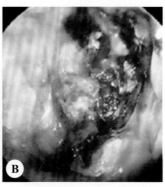

▲ 图 2-1　萎缩性鼻炎终末期表现

A. 肉芽肿性血管炎患者的鞍鼻；B. 鼻腔上壁和侧壁广泛糜烂伴肉芽肿样病变及鼻中隔完全缺失

命，因此早期诊断至关重要，常常需要借助纤维内镜检查和 CT 扫描。

2. 非耳鼻咽喉病变

30%～80% 的患者存在全身症状，如发热、乏力、体重减轻和非侵袭性关节炎。60% 的患者出现肺部病变，其特征为固定的实性结节，半数患者可形成空腔；也可出现肺泡出血，这是一种急性期死亡率高达 50% 的严重并发症[10]。肾脏病变是第三常见的 GPA 器官病变，通常表现为急进性肾小球肾炎（17% 的患者），伴随肉眼血尿、进行性肾衰竭及微量免疫（免疫荧光阴性）肾小球性肾炎导致的肾性蛋白尿（<3.5g/d）。1/3 的患者可出现神经系统损伤，以多发性非对称性单神经炎多见，对称性感觉运动性多神经炎较罕见。超过 50% 的患者表现出皮肤病变，如明显紫癜、灶性皮肤坏死和溃疡。有些患者可以出现荨麻疹性血管炎、网状青斑或结节，心脏（包括心律失常、心包炎或者心肌炎）和眼部病变（包括外层巩膜炎、眼眶肉芽肿或假瘤）比较罕见。

血常规检查通常没有特异性，炎性指标和白细胞通常升高。患者出现进行性肾衰竭、肾后性蛋白尿和沉积物异常（变形红细胞和红细胞管型）时，需要怀疑肾脏损伤。

表 2-1 总结了疑诊 GPA 的危险信号。

表 2-1　疑诊 GPA 的危险信号

对于患有萎缩性鼻炎或有其他耳鼻咽喉科症状一致的患者，当出现全身症状（发烧、不适、乏力）并伴有下列症状时，应请风湿科会诊
• 关节炎
• 肢体感觉障碍（特别是下肢）
• 既往心肌炎病史
对于患有萎缩性鼻炎或其他耳鼻咽喉科症状一致的患者，出现以下情况时需前往急诊并接受紧急风湿病治疗
• 严重贫血
• 急性肾衰竭、红细胞管型、尿异形红细胞
• 肢体感觉运动进行性丧失
• 进行性呼吸急促
• 明显的紫癜和皮肤溃疡

（三）诊断

1990 年美国风湿病学会制订了 GAP 病的分类标准。4 项标准中至少满足 2 项才可诊断为 GAP。

- 进展性疼痛性 / 无痛性口腔溃疡或脓性 / 血性涕。
- 胸部 X 线片显示结节、固定浸润或空腔。
- 镜下血尿（每高倍镜视野＞5 个红细胞）或尿沉渣中出现红细胞管型。
- 组织学改变显示动脉壁内或血管周围或血管外区域（动脉或小动脉）肉芽肿性炎症。

满足这些标准时诊断 GPA 的敏感性和特异性分别为 88% 和 92%。虽然 ANCA 抗体阳性（主要是 c-ANCA）可以更好地支持诊断，但其并未出现在上述诊断标准中。值得注意的是，我们谈论的是"分类标准"（而非"诊断标准"），诊断需要临床医生根据综合的临床情况进行。

免疫荧光和 ELISA 的联合使用能够在几乎所有活动性广泛性的 GPA 患者中检测出 ANCA[11]，但在活动性局限性的 GPA 患者中约有 1/5 表现为 ANCA 阴性[12]。PR3-ANCA（c-ANCA）的阳性率高达 90%，而仅有 10%～13% 的 GPA 患者为 MPO-ANCA（p-ANCA）阳性[13]。

GPA 诊断应有组织病理学标本的支持。皮肤或肾脏是较佳的活检部位，但应避免进行鼻黏膜活检，因其可获得的材料少，假阴性率较高[14]。在疾病进展期采集的样本常伴有小血管坏死性血管炎、中性粒细胞和单核 – 巨噬细胞浸润、纤维素样坏死，肉芽肿较罕见[5]。

（四）治疗

GPA 的治疗应根据器官受累和疾病严重程度区分。

对于累及重要器官的患者，推荐使用大剂量糖皮质激素与环磷酰胺或利妥昔单抗（Rituximab）联合诱导治疗；如果出现肺泡出血或急性肾小球性肾炎等危及生命的并发症时，应考虑血浆置换。一旦有所缓解，应用霉酚酸酯、硫唑嘌呤和甲氨蝶呤进行维持治疗[15]。对于轻中度患者，建议使用糖皮质激素、甲氨蝶呤和霉酚酸酯进行诱导治疗。目前尚无激素的推荐初始剂量，建议初始剂量为 0.5～0.75mg/kg PDN 当量，并在 3 个月内逐渐减至 0.25mg/kg。推荐联合使用低剂量糖皮质激素和硫唑嘌呤、霉酚酸酯或甲氨蝶呤维持治疗[15]。

GPA 的耳鼻咽喉表现通常不危及生命，但有此表现的患者对免疫抑制治疗不敏感，主要表现为耳鼻咽喉受累的患者，建议采用甲氨蝶呤进行初始治疗，每周剂量为 0.2mg/kg 或 0.3mg/kg。对于难治性患者尤其是 ANCA 阳性患者，建议使用利妥昔单抗。

此外，还要强调的是，表现为萎缩性鼻 - 鼻窦炎的 GPA 患者经常出现多重细菌感染，因此出现可疑二重感染时，鼓励每天使用鼻腔冲洗剂和局部抗生素冲洗鼻腔。大多数严重的感染病例应口服抗生素治疗[16]。

二、结节病

结节病是一种以非干酪样肉芽肿性炎症为特征的全身性疾病，多发生于上下气道。

（一）流行病学及发病机制

结节病患病率［（10～20）/10 万］因种族和地理区域而异，在北方国家更常见；其通常在青年时期发病，第一高峰人群为 20 岁左右，第二高峰见于 50 岁以上女性[17]。遗传易感性与先天性和适应性免疫基因多态性相关。环境诱发因素包括暴露于杀虫剂、铍和二氧化硅及肥胖，而保护因素包括吸烟和女性[18]。

结节病的发病机制尚不清楚。一个可能的假说是，树突状细胞和巨噬细胞识别但无法清除外源性抗原，因此将该抗原递呈至原始 T 淋巴细胞，后者分化为可释放 γ 干扰素（interferon-gamma，IFN-γ）和肿瘤坏死因子（tumor necrosis factor，TNF）-α 的 Th1 淋巴细胞，以提高巨噬细胞灭杀微生物的能力[19]。反之，巨噬细胞转化为上皮样和巨型多核细胞，引起肉芽肿形成。如果该过程成功清除抗原则肉芽肿会溶解，否则炎症进展，Th1 淋巴细胞会转化为产生促纤维化的转化生长因子（transforming growth factor，TGF）-β 和白细胞介素（interleukin，IL）-10 的 Th2 淋巴细胞，从而导致纤维化[19]。

（二）临床特征

结节病最典型的急性发作表现为 Lofgren 综合征（即临床三联征，表现为结节性红斑、双侧肺门淋巴结肿大、多发性关节炎 - 多发性关节痛）及 Heerfordt-Waldenström 综合征（表现为葡萄膜炎、腮腺炎、发热，有时伴有面神经麻痹），前者发生率高达 30%，而后者罕见（仅为 0.3%）[20]。然而，结节病通常起病隐匿，绝大多数累及肺，累及不同器官者罕见。

1. 耳鼻咽喉病变

结节病引起耳鼻咽喉病变相当常见，发生率为 20%[21]，并且可以涉及耳鼻咽喉科的每一种器官。

鼻腔鼻窦结节病（sinonasal sarcoidosis，SNS）是结节病的一种慢性表现形式，常规治疗通常无效。结节病患者有 1%~4% 发生 SNS，其临床表现各不相同且很少为首发症状。

Lawson 等[22]建议将 SNS 分为萎缩性（表现为结痂、黏膜糜烂、鼻塞、鼻出血）、肥厚性（表现为黏膜充血伴频繁的细菌过度感染及双侧息肉）、破坏性（表现为骨软骨骨架缺失、鼻中隔穿孔和鞍鼻、中鼻甲和下鼻甲破坏及腭裂）和鼻腔增宽性（表现为鼻腔体积弥漫性或局部增大）。后者不同于狼疮，对类固醇治疗相当敏感，并能使鼻腔恢复至原来的体积。为了达到最佳治疗效果，可将鼻腔受累结构纳入分级系统（表 2-2）[23]。5%~10% 的患者可伴有大唾液腺或小唾液腺受累，甚至可能出现 Heerfordt 综合征（表现为发热、葡萄膜炎、腮腺炎、可能的面神经麻痹）的首发症状。腮腺肿胀伴口干更常见，甚至也可能无症状。唾液腺活检通常存在假阴性，有 38% 的患者提示腭部腺体肉芽肿、58% 的患者提示唇唾液腺肉芽肿[24]，喉部受累的发生率为 0.5%～1.4%，但作为唯一症状或首发症状则比较罕见；最常见的受累区域是声门上区（80%～85%），尤其是会厌、杓状软骨和杓会厌皱襞等富含淋巴组织的结构，15%～20% 的患者存在声门下受累，而声带受累则偶发；临床表现不确定，通常为喉部黏膜苍白水肿，疑似肿瘤的局限性外生性病变[24]。

表 2-2　Krispy 鼻腔鼻窦结节病分级系统

1 级	轻度、可逆性病变，无鼻窦受累
2 级	中度、潜在可逆性病变，无鼻窦受累
3 级	中度、潜在可逆性病变，伴鼻窦受累

2. 非耳鼻咽喉病变

大多患者的全身症状包括发热和关节痛，在表现为关节炎的患者中，踝关节受累较典型。

结节病通常累及呼吸系统（89%～99%），可表现为呼吸困难、咳嗽、胸膜疼痛或咯血，大多数患者可无症状。患者胸部影像学表现为双侧肺门淋巴结肿大（50%）或异质性实质病变，可出现磨玻璃样改变、弥漫性网状改变、实变和纤维化（表 2-3），肺动脉高压少见。

表 2-3　肺结节病的胸部影像学分级

1 级	双侧肺门淋巴结肿大，无实质受累
2 级	双侧肺门淋巴结肿大，有实质受累
3 级	实质受累（网状阴影）伴肺门淋巴结缩小
4 级	肺纤维化

所有临床怀疑结节病的患者都应进行胸部影像学检查，如有可能应进行高分辨 CT 扫描。支气管镜检查显示，支气管肺泡灌洗（bronchoalceolar lavage，BAL）可见典型的淋巴细胞性肺泡炎伴 CD4/CD8 比值升高。一旦诊断出肺部受累，应进行肺活量测定以评估受限程度。

眼部受累在结节病中很常见，可见 5%～23% 的患者，症状包括眼红、畏光、干眼症，以及罕见的视野缺损或色觉受损。葡萄膜炎是最常见的症状（约占眼部症状的 90%），但也可有更严重的临床表现，如视神经炎或眼眶肿瘤。

16%～32% 的患者发生皮肤受累，最典型的表现是结节性红斑和红斑狼疮。结节性红斑是一种间隔性脂膜炎，表现为红斑皮肤覆盖的皮下痛性结节，通常位于肢体伸侧。红斑狼疮的特征是在鼻、颧骨和手部皮肤上有硬化的紫红色斑块和纤维结节，这些病变呈破坏性进展，有时会加深侵蚀周围的骨软骨结构，引发溃疡、鼻中隔穿孔和指骨溶解性病变[25]。总而言之，红棕色斑丘疹更常见于面部，小而无痛的皮下结节更常见于四肢。

3%～9% 的患者会出现神经系统受累，最常见的症状是面神经麻痹，也可出现其他颅神经麻痹，外周躯体神经病变非常罕见；也可发生颅底软脑膜炎，并可能演变为脑炎、慢性粘连和脑积水；也可发生垂体功能减退（占蝶鞍病变的 1%），表现为尿崩症或高泌乳素血症样症状。

心脏（表现为心律失常、心肌病、心力衰竭、心包炎或瓣膜疾病）和肾脏（表现为继发于高维生素 D 血症的肾结石）病变也可发生。

实验室检查发现，炎症指标升高、白细胞减少（5%～10% 的患者）伴外周 CD4/CD8 淋巴细胞比例倒置（因为 CD4 隐匿在形成肉芽肿的相关组织中）。其他常见的检查也发现，血管紧张素转换酶（angiotensin-converting enzyme，ACE）和溶菌酶水平升高（50%～75% 的患者），高钙血症 / 高尿钙症和高维生素 D 血症。

（三）诊断

由于缺乏明确的诊断试验或标准，结节病的诊断需要依据相符的临床和影像学资料，并排除其他病因。

除典型表现（即 Lofgren 综合征和 Heerfordt 综合征）外，还需通过组织病理学确诊。

结节病的组织学表现是以多发性离散性为主的上皮样非坏死性肉芽肿性炎症。肉芽肿通常被少量淋巴细胞和边缘轻度纤维化膜所包围（"裸肉芽肿"），星形的（Asteroid 小体）和钙化的（Schaumann 小体）细胞质内容物很常见，但并非结节病所特有[26]。炎症部位取决于所累及的器官，在肺部多沿支气管血管筋膜分布[27]。

（四）治疗

结节病治疗需根据器官受累及其严重程度选择临床治疗方式。肺结节病（50%～80% 为 I～II 期无症状患者）和皮肤结节病（高达 60%）通常会自行缓解。因此，治疗适用于疾病呈侵袭性、美观受影响或影像学上有进展的有症状患者。然而，对于心脏、神经、眼部或肾脏损伤的患者，为了避免器官损伤进一步发展或出现致命性心律失常，应先积极治疗。一线治疗是口服中等剂量糖皮质激素（0.3～0.5mg/kg，逐渐减量）。如果伴有急性呼吸衰竭或神经、心脏和眼部损伤，则应起始以高剂量治疗（最高 1mg/kg，逐渐减量）。低剂量激素治疗应持续至少 6～8 个月，以防复发。难治性疾病则应考虑免疫抑制治疗，最常用的缓解疾病的抗风湿药物（disease modifying antirheumatic drug，DMARD）为甲氨蝶呤，而霉酚酸酯、硫唑嘌呤、利妥昔单抗或抗肿瘤坏死因子则用于器官严重受累或甲氨蝶呤反应不良的患者[28]。

上呼吸道结节病仅有少数病例（约 10%）可自行缓解。因此，此类患者通常需要局部、全身治疗或手术治疗。耳鼻咽喉科标准疗法包括鼻腔冲洗、局部使用激素和抗生素治疗急性重症感染。局部（吸入或鼻喷）激素单一疗法很少能有效而完全地控制鼻腔和喉部症状，但结合全身治疗或维持治疗效果较好。在病灶内注射激素可快速改善症状并减少全身性激素使用。全身治疗需遵循其他器官受累时的一般原则，但由于器官受累通常呈慢性，建议早期使用 DMARD（尤其是甲氨蝶呤）行节制激素疗法。微创内镜手术用于药物治疗无效的患者，可采用二氧化碳（carbon dioxide，CO_2）激光和微创器械切除局限性病灶[29]。

三、黏膜类天疱疮

黏膜类天疱疮（mucous membrane pemphigoid，MMP）是一种罕见的自身抗体介导的基底膜区损伤的自身免疫性疱性疾病，是大疱性类天疱疮的变体，具有嗜黏膜性伴瘢痕形成。

（一）流行病学和发病机制

MMP 是一种罕见疾病，欧洲 MMP 的患病率估计为 2/100 万人。MMP 是一种老年人易患疾病，最常见于 50—70 岁人群，好发于女性[30]；暴露于病毒性肝炎、巨细胞病毒、幽门螺杆菌、刚地弓形虫等感染因素，以及暴露于药物，尤其是口服降血糖药二肽基肽酶 –4 抑制剂，可能与遗传易感性一样在疱性疾病的爆发中发挥重要作用[31, 32]。

MMP 是由黏膜和皮肤中针对基底膜区抗原（如 BP180、BP230、层粘连蛋白 332、$\alpha_6\beta_2$– 整合素和 Ⅶ 型胶原）的抗体介导的损伤所致，导致介导细胞黏附的结构破坏，上皮与皮下组织分离。

（二）临床特征

MMP 也称为瘢痕性类天疱疮，以复发 – 缓解的紧张性囊泡性病变侵蚀并演变为瘢痕性溃疡为特征。MMP 与大疱性类天疱疮的鉴别要点为黏膜患病率高于皮肤且大疱破裂后易结痂，主要受损黏膜部位为口腔（85%）和眼结膜（64%），也包括生殖器、食管和支气管黏膜，25% 的患者可侵犯皮肤。由于黏膜大疱易迅速破裂，很少能发现完整的疱。因此，无皮肤受累的患者很难确诊[33]。

耳鼻咽喉病变

35% 的患者可出现耳鼻咽喉症状，特别是鼻腔症状。萎缩性鼻炎是体格检查中最常见的鼻腔病变，25% 的患者出现鼻中隔和鼻甲结痂，而很少发现完整的大疱。疾病慢性化可能会导致严重的瘢痕、狭窄和粘连等后遗症，最终导致死亡。喉部受累也可能无症状，仅在严重狭窄引起急性呼吸困难时出现症状[34]。

（三）诊断

MMP 诊断需要有提示性的临床图片、支持性的实验室检查和（或）组织病理学检查结果。对于涉及一个或以上头颈部黏膜区的弥漫性黏膜炎的老年患者需考虑 MMP，伴有肛门或生殖器黏膜炎和原因不明的皮肤紧张性水疱者需怀疑本病。自身抗体的检测有助于诊断。除 BP180 和 BP230 外，血清基底膜区抗体 ELISA 检测仅用于实验室研究，因此限制了该检测方式在 MMP 人群中的敏感性。

诊断本病使用人皮肤分离的基底膜区和（或）浓缩血清可使间接免疫荧光检查的敏感性提高到约 84%[35]。

本病应进行皮肤活检以确诊，优先选取紧邻组织的完整囊泡。常见的组织病理学苏木精 - 伊红染色法（hematoxylin-eosin staining，HE 染色）表现为上皮 - 皮下组织分离伴多量嗜酸性粒细胞、淋巴细胞和中性粒细胞等炎症细胞浸润。

直接免疫荧光是诊断 MMP 最敏感的支持性诊断试验，典型特征为沿基底膜分布的线性 IgG 和（或）线性 IgA 和（或）线性 C3 染色（70%～100% 的患者）。

（四）治疗

本病眼部、生殖器和喉部受累时，常导致不可逆的瘢痕形成，因此需进行早期检测和治疗，以预防或延缓严重并发症（如失明和狭窄）。

口腔黏膜和（或）皮肤受累的患者可首先进行局部治疗（局部或病灶内使用激素、局部使用他克莫司），局部治疗失败可采用全身药物治疗。相比之下，眼部和喉部受累者需早期积极使用全身性药物治疗。有致命危险的患者应接受大剂量糖皮质激素诱导治疗，最常用的剂量是口服泼尼松 1mg/kg，随后逐渐减量；也有学者建议静脉泵入糖皮质激素以进行更积极的治疗（直到 1g/d）。免疫抑制节制激素疗法应采用联合用药，主要使用的药物有硫唑嘌呤、霉酚酸酯、氨苯砜和甲氨蝶呤。难治性患者应考虑使用静脉注射免疫球蛋白或利妥昔单抗[36]。

四、结核病

结核分枝杆菌是分枝杆菌科的一员，是一种以细胞壁富含分枝菌酸、特殊染色特性（革兰染色抵抗和齐 – 尼染色阳性）及抗生素抵抗为特征的细菌属。

（一）自然史

由于结核分枝杆菌经空气传播，结核病通常涉及上下呼吸道。结核分枝杆菌以小滴（5～20μ）的形式进入肺泡，并被肺泡巨噬细胞吞噬，其中 5%～10% 可存活（原发性疾病）。在具有免疫活性的患者体内，单核细胞和巨噬细胞从循环血中募集，Th1 依赖性细胞介导的免疫反应引起结节形成（初始肉芽肿）。在这一阶段，肉芽肿可以扩展到肺实质（Ghon 病灶，通常位于胸膜下），结核分枝杆菌可以迁移并侵入邻近淋巴结（Ranke 综合征）。在传染后 2～10 周，免疫反应完全显现，感染被包裹在干酪样坏死的肉芽肿中。在这一阶段，感染处于潜伏期，但随着宿主免疫反应的减弱，感染会重新激活。如果细胞介导的免疫无效，感染持续激活可引发邻近实质破坏、结核结节破裂进入气道和肺外结核的淋巴 – 血行转移。

（二）流行病学

2019 年向世界卫生组织（World Health Organization，WHO）通报的结核病例中，肺外结核占 15%，这种现象在过去几年有所增加，与免疫抑制相关性疾病患者数量增加相一致。此外，一些统计数据显示，在所有结核病病例中，肺外结核高达 50%。

耳鼻咽喉病变

结核病可累及几乎所有器官，但肺外累及以淋巴结、胸膜、骨骼系统最为常见。头颈部结核通常较为罕见，占肺外结核的 2%～6%，占所有结核病例的不到 1%，其主要见于颈侧淋巴结和喉部（约 95%），较少见于鼻腔和鼻咽；而后两者在 25%～30% 的病例中为首发部位且与肺部和全身症状相关[37]。

鼻结核可由细菌接种或创伤部位接种，或者不同部位的淋巴血行播散引起[38]。鼻结核患者一般表现为颈静脉淋巴结肿大、非特异性鼻部及耳部症状（如鼻塞、流涕、鼻后滴漏、听力丧失、耳鸣、耳痛）。内镜和影像学检查结果通常也是非特异性的，可表现为正常黏膜或息肉样变、溃疡和白细胞瘤[39]。本病最常累及的区域是鼻中隔黏膜 - 皮肤交界处附近和鼻中隔后端[40]，当鼻腔外侧壁受累时，下鼻甲更常受累；也可发生鼻中隔穿孔，而鼻底部通常完好无损，后鼻孔也很少受累。感染可由鼻向鼻窦扩散，累及筛窦、蝶窦、额窦或上颌窦，也可通过泪道与眼眶相通[41]。

（三）诊断

结核菌素皮肤试验（Mantoux 皮内反应）和 γ 干扰素释放试验（interferon-gamma release assay，IGRA）可用于评估结核感染，但其诊断肺外结核的准确性并不充分[42]。鼻结核的诊断需依据黏膜组织学活检和微生物学评估，伴有巨细胞和干酪样坏死的上皮样肉芽肿是结核病的组织病理学特征，但并非见于所有患者。

本病应通过聚合酶链反应（polymerase chain reaction，PCR）、细菌学检验和培养，研究细菌脱氧核糖核酸（deoxyribonucleic acid，DNA）予以诊断。

鼻结核患者需排除肺部和全身疾病。所有患者需进行胸部 X 线检查，而病程中出现呼吸系统症状（如咳痰、咯血）和（或）全身症状（如体重减轻、低热）的患者应考虑 CT 扫描。

由于原发性鼻咽结核远比继发性鼻咽结核常见，因此应根据临床疑诊检查其他器官有无受累，而非进行全面筛查。鼻咽结核患者应评估全血细胞计数（白细胞 / 淋巴细胞减少）、免疫球蛋白分类和亚类、淋巴细胞亚群以排除先天或后天免疫缺陷，并需排除 HIV 合并感染。

（四）治疗

鼻咽结核与肺结核治疗无差异，需要选择利福平（R）、异烟肼（H）、乙胺丁醇（E）、吡嗪酰胺（Z）作为一线用药。标准的药物治疗方案包括 2 个月的 HRZE 诱导期，随后 4 个月的 HR 维持期。在多器官播散或中枢神经系统或骨骼受累的情况下，应修改此方案，将治疗时间延长至 12 个月。在细菌多重耐药（multidrug resistance，MDR）或广泛耐药（extensively drug-resistance，XDR）的情况下，也可根据抗菌谱修改治疗方案。

五、梅毒

梅毒是一种由苍白密螺旋体引起的传染性疾病。梅毒主要通过性传播，也可通过胎盘或产道经母婴传播。

（一）流行病学

WHO 估计，全球 2016 年梅毒患病人数为 1990 万，其中 630 万为前一年确诊[43]。在非发达国家和年轻男性中，特别是在 HIV 阳性者和同性恋者中，梅毒的传播率较高。

（二）临床表现及自然史

本病潜伏 2～6 周后，密螺旋体在感染部位出现一期病变，这是一种边缘呈硬性隆起的无痛性溃疡（硬下疳或梅毒瘤）伴周围局部淋巴结肿大。一期病变在 4～8 周后自行消退，这一阶段有时可无症状。在 25% 的患者中，密螺旋体可从感染部位传播至全身，并在 4～10 周后引发能在数周内自行消退的二期梅毒。临床上可出现全身性症状（如发热、不适、厌食、关节痛、体重减轻）、淋巴结肿大及皮肤症状。典型皮疹为躯干、四肢、手掌和脚掌的弥漫性对称性斑丘疹，也可出现脓疱疹和称为扁平湿疣的隆起性灰白色黏膜病变。关节（表现为关节炎、骨炎）、胃肠道（表现为碱性磷酸酶升高和转氨酶轻度升高的肝炎）和肾脏病变（表现为轻度蛋白尿、肾病或肾病综合征）可发生在这一阶段。在这一阶段也可在脑脊液中检测出螺旋体，并可伴有神经系统症状（如脑膜炎、脑血管疾病）和眼部症状（如全葡萄膜炎、脉络膜视网膜炎）。未经治疗的早期患者可发展为三期梅毒（感染后 1～30 年），其最严重的表现有梅毒性主动脉炎（多为降主动脉瘤）、脊髓痨（一种影响后根、引起感觉共济失调和神经性疼痛的脊髓脊膜神经根炎）和梅毒树胶样肿（引起溃疡并能影响各种器官的肉芽肿性病变，几乎只见于 HIV 阳性患者）。

　　目前先天性梅毒几乎只存在于世界南部的国家且在过去数十年中已减少了 39%。母婴传播可发生在整个孕期，但主要经胎盘传播。传播风险随疾病进展而增大，因此在一期和二期阶段风险较高（＞80%），在潜伏期较低。早期先天性梅毒（2 年内）可引发宫内死亡、低出生体重、淋巴结肿大、脾肿大和梅毒性天疱疮（大疱性皮疹）。晚期先天性梅毒（4—20 岁）可出现间质性角膜炎、因第Ⅶ对脑神经畸形引起的听力丧失和牙齿异常（Hutchinson 三联征）。

　　耳鼻咽喉病变

　　梅毒各阶段均可累及口腔和口咽，一期梅毒需注意口腔坏死性溃疡伴同侧淋巴结病[44]。二期梅毒可出现纤维蛋白假膜、黏膜斑块或丘疹（扁平湿疣）覆盖的白斑，有时会出现侵蚀或溃疡[45]。

　　鼻梅毒相当罕见，但在所有阶段都可能发生。萎缩性鼻 - 鼻窦炎可出现在二、三期梅毒。

　　原发性硬下疳发生于鼻前庭的黏膜皮肤交界处或鼻中隔前部。二期梅毒时，急性鼻炎可伴有黏性分泌物，以及鼻前庭龟裂。三期梅毒最典型的表现为弥漫性黏膜肿胀和溃疡或局部树胶样肿。鼻部任何部位均可出现树胶样沉积，但最常累及的部位是鼻中隔，特别是软骨 - 骨交界处，可导致穿孔。黏膜下组织发生弥漫性炎症并向表层和深层组织蔓延，随后发生恶化，导致浅表或深层溃疡，最终累及软骨和骨结构，引起穿孔，这些情况下均可出现典型"鞍鼻"畸形[46]。

鼻梅毒通常为先天性梅毒。一般在出生后第 3 个月出现早期症状，最初表现为流水样涕，后逐渐呈微血性或脓性。由于持续流涕，故具有传染性，可通过直接接触传播感染。后期由于支撑结构破坏可发生鞍鼻畸形[47]。

（三）诊断

本病对临床可疑病例的确诊有赖于在血清间接试验（密螺旋体和非密螺旋体）和相关生物样本直接试验的微生物学检查中发现密螺旋体。

非密螺旋体间接试验［VDRL、快速血浆反应素环状卡片试验（rapid plasma reagin circle card test，RPR）、甲苯胺红不加热血清试验（tolulized red unheated serum test，TRUST）、梅毒螺旋体酶免疫测定（treponemapallidum enzyme immunoassay，TP-EIA）］基于受心磷脂 – 卵磷脂 – 胆固醇抗原影响的患者血清呈阳性，这些都是非特异性试验，但价格便宜且相对敏感，因此被用作筛查试验。密螺旋体间接试验（TPHA）、梅毒螺旋体抗体微量血凝试验（microhemagglutination test for antibodies to treponema pallidum，MHA-TP）可检测微生物的特异性抗体，因此被用作确认试验。

直接试验可直接观察病变组织学样本上的微生物。用暗视野显微镜和直接荧光抗体试验可以观察到病原体。然而，后者在普通实验室无法进行。苍白密螺旋体 DNA 的 PCR 检测更广泛，具有更高的敏感性和特异性。

（四）治疗

梅毒各阶段的治疗均为青霉素类抗生素，以青霉素静脉滴注为主。青霉素的种类（如苄星青霉素、普鲁卡因青霉素水溶液和青霉素水溶液）、剂量和疗程的选择视分期和临床表现而定。对 β- 内酰胺类抗生素过敏的患者可选择使用多西环素或阿奇霉素[48]。

六、萎缩性鼻炎的其他自身免疫性和肉芽肿性病因

萎缩性鼻炎的其他感染性病因可能是麻风病和一些真菌感染，如放线菌病[47]。有文献报道了一些干燥综合征和克罗恩病伴发萎缩性鼻炎的病例[49, 50]。

第3章　医源性萎缩性鼻炎：
鼻部术后并发症或空鼻综合征
Iatrogenic Atrophic Rhinitis: Post-Nasal
Surgery or Empty Nose Syndrome (ENS)

Peter Michael Baptista Jardin　　Marta Álvarez de Linera-Alperi

Paola L. Quan　著

殷　敏　译

一、概述

萎缩性鼻炎（或鼻 – 鼻窦炎）（atrophic rhinitis or rhinosinusitis）是一种复杂的综合征，与鼻黏膜及下方骨质的进行性萎缩有关[1]，这是一种尚有争议的病因未明的疾病[2]。围绕其一般理论存在一些共识，即可分为与细菌定植高度相关的原发性萎缩性鼻炎（见上文），以及鼻黏膜创伤和炎症刺激导致的继发性萎缩性鼻炎[3, 4]，这两种情况都会导致患者生活质量显著下降[5]。本章的目的是对鼻腔鼻窦手术干预后继发的萎缩性鼻炎进行深入探讨。这种类型的萎缩性鼻炎被称为空鼻综合征（empty nose syndrome，ENS）。本章将讨论其具体病因、流行病学及已提出的病理生理学理论，以及与原发性萎缩性鼻炎相鉴别的典型临床表现和特征。最后，根据现有文献证据为本慢性病的诊断和治疗提供指南。

二、流行病学

继发性萎缩性鼻炎是一种罕见的临床疾病[6]，多见于鼻腔鼻窦手术的并发症或继发于药物干预、颅面部放射治疗、外伤或化学损伤[1]，可于上述特定情况后数月或数年出现。由于现有文献中尚无对该病流行病学描述的正式研究，因此其确切发病率未知[7]。手术后继发的萎缩性鼻炎通常被称为 ENS，这一名词是对临床表现的共同定义：一种矛盾，与检查时持续通畅的鼻腔相反的主观气流阻塞（或缺失）感，而客观鼻塞测量结果往往正常[8]。"ENS"这一术语最初用于描述鼻甲切除术后患者的影像学表现，目前则用于描述该独特综合征[9]。由于缺乏公认的定义且现有诊断标准（如临床表现、内镜检查、影像学和组织学标准等）多样，疾病分类的修订正在扩充，纳入了"未经分类（not elsewhere classified）"或"NEC"分类[10]。

有学者总结称，ENS 是一种手术引起的医源性疾病[7, 11]，但以往的一系列鼻甲手术均未见 ENS 的报道[6, 12]。下鼻甲切除术目前被认为是与继发性萎缩性鼻炎最相关的鼻部术式[8]。

三、病理生理学

本病确切的病理生理学机制仍未知。目前认为，其机制由以下三方面构成：①鼻腔保湿及加热空气的功能下降；②黏膜纤毛功能退化；③冷受体 TRPM8（负责感受鼻腔通畅度）缺乏对适宜刺激的感知[13]。

鼻腔通畅的感觉依赖于充分的黏膜冷却及足够数量且具有功能的 TRPM8 受体。鼻腔黏膜冷却是温度梯度驱动的传导性热量损失和蒸发性热量损失的结果[5]。影响黏膜冷却的关键变量包括鼻腔表面积和鼻腔内的气流特点，气流因鼻内结构影响特别是下鼻甲的影响会在鼻腔内产生湍流。鼻甲切除术被认为可引发本病，因手术可损伤负责痛觉和温度觉的感受神经受体[14]，其与大量鼻甲组织损失相关[8, 15]。然而，矛盾的是，部分患者仅失去一小部分鼻甲组织且影像学检查提示鼻甲大小正常时也可发生本病[8]。

鼻甲切除术后黏膜组织丢失，导致黏膜液体随气流蒸发减少，干扰了信号转导，导致经鼻呼吸感觉异常、肺容量变化[16]、主观鼻塞感[5]，以及由于鼻腔总表面积减少引起的鼻腔气流湍流，这都是因黏膜冷却障碍导致鼻腔通畅感丧失[17, 18]。

四、临床表现

一般来说，当患者主诉持续性鼻塞感或感知气流困难[2]但检查发现鼻腔异常宽敞时[6, 19]，应疑诊为萎缩性鼻炎。这一明确的临床特征提示，本病的诊断是一种临床诊断且主要依赖于患者的主观感知，而非客观、可评估的检查[8]。一些学者指出，原发性萎缩性鼻炎的主要临床特征可总结为鼻腔干燥、呼吸困难或窒息感、矛盾性鼻塞、经常性结痂，一般不伴恶臭[5, 11]。多数患者就医时主诉充血感和矛盾性鼻塞感[20]。有些患者在病程中也可出现嗅觉异常、疼痛或面部压痛、间歇性鼻出血，但发生率较低。鼻外症状包括呼吸困难、全身疲劳、嗜睡和情绪障碍[2]。患者通常会在术后数月或数年出现症状，尤其在下鼻甲和中鼻甲术后。

ENS 通常伴有下鼻甲或中鼻甲切除后的征象，可通过 CT 扫描或内镜发现（图 3–1 和图 3–2）。

2016 年 Shah 等[11]将 ENS 分为目前熟知的 3 种亚型，即下鼻甲型（ENS-inferior turbinate，ENS-IT）、中鼻甲型（ENS-middle turbinate，

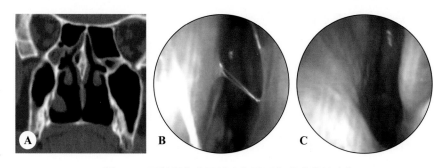

▲ 图 3–1　下鼻甲完全及过度切除引起的空鼻综合征

A. 冠状位 CT 示右下鼻甲过度切除、左下鼻甲完全切除；B. 内镜示左前鼻孔所见；C. 内镜示左鼻腔中部

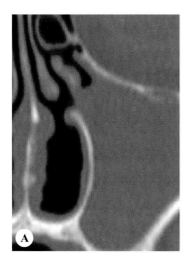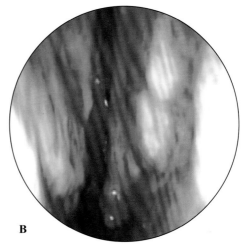

▲ 图 3-2　左下鼻甲完全切除

A. 冠状位 CT 示左下鼻甲完全切除。观察鼻中隔由于自然补偿趋势而发生的自然不规则行为，以避免高流量气流；B. 同一区域的内镜图像

ENS-MT）和中下鼻甲型（ENS-both，中鼻甲和下鼻甲同时切除）。这 3 个亚型的症状非常相似，但 ENS-MT 与鼻部疼痛更加相关，可能与蝶腭神经节区域黏膜的气流改变有关[21]。Houser 还提出了可能存在的第四种分型，其被称为 ENS-Type，该型气道外形正常，但症状与其他亚型相似[21]。值得注意的是，慢性鼻 – 鼻窦炎患者在下鼻甲切除术后似乎症状稍轻，可能与术后鼻中隔黏膜肥厚相关[12]。

这种疾病常与精神因素和头颈部神经性疾病有关，可用以解释为何患者的大多主诉均为主观性症状。有报道称，这些症状可能导致患者的自杀倾向[22]，且伴发纤维肌痛、偏头痛或肠易激综合征等疾病的可能性更高[9]。

五、评估和诊断

需要重视的是，ENS 主要依靠临床诊断，并且通常作为一种排除性诊断[23]。ENS 没有典型或可据此确诊的客观检查[23]。ENS 的确诊很大程度上依赖于临床医生对症状的正确解读，其缺乏可靠的实验室检查或诊断试验的充分支持。

本病有必要进行鼻内镜检查，从前鼻孔到后鼻孔观察鼻腔的大小、鼻腔和鼻咽黏膜的变化（症状可见苍白、溃疡、结痂、干燥和组织营养不良[1]）；影像学检查可以发现既往外科手术史造成的组织缺失；鼻甲可能不全是减小，尽管影像学检查（通常是 CT 扫描）可以指导临床医生，但其作为诊断工具的特异性尚不完全清楚。

本病鼻阻力或鼻声反射通常很少或不提示鼻腔阻塞，气流阻力很低或没有[8]。

Houser[8] 建议在患者鼻腔内使用盐水润湿的棉球作为替代方法评估鼻腔干燥感及其改善程度。随后 Thamboo 等[24] 在临床证实了这一方法的有效性。局部湿化治疗可增加鼻阻力并恢复气流分布，从而可改善患者症状[25]。

2016 年，一种基于"空鼻综合征 6 项问卷"（empty nose syndrome 6-term questionnaire，ENS6Q）的新型、可靠的诊断工具被证实[26]。

其他评估试验（实验室检查、影像学检查、微生物学检查和组织病理学评估）尚未被证实可提供确切的诊断依据。这些诊断试验通常用来排除其他类似的临床疾病。不同类型的萎缩性鼻炎在组织病理学上的表现相近，即使疾病起因不同，上皮和血管的结构特征也相似[3]。最近研究显示，在数量有限的 ENS 患者中发现相当多的鳞状上皮化生和黏膜下纤维化、黏膜下腺体数量分级更低及发生一种称为杯状细胞化生的独特的组织学变化，而呼吸上皮的纤毛细胞和杯状细胞保持完整，TRPM8 的表达水平则明显较低[27]。

患者鼻腔出现结痂和化脓时建议进行细菌学检查，同时允许使用特异的抗生素治疗。

六、鉴别诊断

过敏性鼻炎、萎缩性鼻炎和 ENS 都可引起鼻塞，但它们是完全不同的鼻部疾病。因此，需仔细询问患者病史和做体格检查，重视可能的致病因素，可以帮助确诊。

过敏性鼻炎被认为是一种遗传性的 IgE 介导的炎症性疾病，其特征在此不赘述。

萎缩性鼻炎是一种炎症性萎缩性疾病，伴鼻甲和黏膜组织缺失，由感染引起者为原发性萎缩性鼻炎；而继发于外伤、辐射、肉芽肿性疾病者，则称为继发性或非医源性萎缩性鼻炎。

如果鼻甲切除术后出现矛盾性鼻塞，则为医源性疾病，可作为 ENS 的主要诊断。此时建议进行组织学检查以鉴别萎缩性鼻炎和 ENS[11]。

七、治疗

（一）预防

众所周知，鼻甲手术是功能性和美容性鼻整形术的重要辅助手段[28]，可通过不同程度地（完全、次全和部分）切除（骨、黏膜下组织和黏膜等）组织成分增加鼻腔气道容积。

对鼻甲进行微创手术以保护鼻黏膜是获得理想效果的关键，应在拓宽鼻腔通道的同时，保护黏膜内的低温感受器，并使鼻黏膜的整体损伤最小化。

目前有各种技术可缩小鼻甲，其中包括完全切除、部分切除、黏膜下切除、保留组织的骨切除，也有各种各样的设备（如激光、吸切器、透热疗法、消融、量子分子共振等）可使用，但研究表明，最低限度的黏膜下切除或黏膜下缩减术效果更好，且并发症更少[29-36]。在过去的 20 年里，经鼻入路内镜（endoscopic endonasal approaches，EEA）已被广泛应用，并可到达腹侧颅底。鼻腔鼻窦通道提供了直达颅底的通道，避免了开颅术和脑减压术等开放入路。这些术式通常需要切除中鼻甲、上鼻甲和鼻中隔后部，从而为操作提供空间，但无论手术范围有多广，该类术式的患者都很少出现 ENS 症状[37]，出现症状的患者往往是下鼻甲水平的气流受损。因此，至少保留部分下鼻甲也许会降低发生 ENS 的可能性。

（二）药物治疗

一般来说，保守治疗是 ENS 的一线治疗方法[6, 38]。患者每天多次使用保湿软膏、盐水冲洗和喷雾等保持鼻腔湿润有助于避免干燥、结痂和疼痛[39]。薄荷醇可直接刺激能感知鼻腔冷却的有效残留的 TRPM8 受体发挥作用，因此可用其溶液或软膏[13, 40]。

患者出现并发症时，可辅助使用抗生素和局部鼻用皮质激素。

如前所述，ENS 患者被报道有严重并发的焦虑、抑郁和躯体疾病[41, 42]，这些疾病可能会影响患者行为和家庭关系。因此，这些患者可能需要咨询心理学或精神病学专家进行认知行为疗法（cognitive behavior therapy，CBT）治疗[9, 41]。

精神并发症如果未能得到治疗，将影响药物和手术治疗的效果。

（三）手术修复

目前已有多种改善预后的术式，其中包括将萎缩性鼻炎的治疗方法应用于 ENS，如使用鼻瓣或人工鼻塞暂时封闭鼻腔通道[43, 44]，但是这方面的资料仍然非常稀少。

最近的综述提示手术治疗是鼻内修复的一种选择方式[6]。大多数术式旨在恢复鼻甲和黏膜容积，以实现对吸入空气加湿加温的正常功能[21]。

这些术式可被视为鼻甲重建术。鼻甲重建往往是不可行的，但在这些情况下，于黏膜下增加鼻腔其他面的体积（如鼻中隔、侧壁）可改善结果。棉球试验（cotton test）有助于识别鼻甲组织缺陷的部位，应基于其结果设计手术干预方案。

已有多种材料和技术可用于黏膜下移植，并取得了令人鼓舞的结果[45-48]，具体可分为临时填充物（temporary fillers）、无细胞同种异体真皮（acellular dermal allografts）、自体软骨（autologous cartilage）和合成植入物（synthetic implants）四种。

1. 临时填充物

有报道称，使用交联透明质酸作为临时填充物为超说明书用药。将其注射到黏膜下层可能是 ENS 患者最微创的治疗方法[46]，其他类似的方法有使用最初用于声带填充的羧甲基纤维素 / 甘油凝胶填充，也已取得较好疗效[49]。注射的目标部位是下鼻道。注射后 ENS6Q、鼻腔鼻窦结局测试（Sino-nasal Outcome Test，SNOT）–22、患者健康问卷（Patient Health Questionnaire，PHQ）–9 和焦虑测试［广泛性焦虑障碍量表 Generalized Anxiety Disorder（GAD）–7］评分均有所改善。

填充物使用后会被重吸收并失去作用（2～12 个月），医生要向患者详细解释这些填充剂尚未被批准用于本治疗，并完整获得患者口头和书面的知情同意。注射可在局部麻醉下进行，需注意避免注射到血管内，否则（理论上）会导致血栓栓塞并发症。

这些作为永久性材料填充前的步骤，可获得临床疗效及心理益处，同时注意应在棉球试验中改善最显著的部位进行注射。

2. 无细胞同种异体真皮和异种移植物

多篇文献报道了使用无细胞同种异体真皮和异种移植物（猪小肠黏膜下组织）治疗 ENS[8, 20, 45, 50]。

鼻内镜下在鼻腔外侧壁做切口制作口袋收纳移植物。

尽管存在移植物尤其是异种移植物重吸收和分解的报道[51]，且移植物价格昂贵，但该选材临床疗效较好。

3. 自体软骨

自体软骨移植物是从患者体内邻近部位获取的，其优点是排斥反应最轻，并且可重新取出。软骨材料为半硬性一致性，可以修剪形状并且很容易植入目标区域的组织中。报道称软骨可取自多个部位（如耳、鼻中隔或肋骨）[47, 52, 53]。对术后患者生活质量的多维度评估显示该方法疗效良好。

最近报道称，少数患者可注射自体基质血管碎片以使该区域再生[54]，其术后 6 个月时的 SNOT-25 评分与术前虽无显著差异，但鼻腔分泌物中的炎性细胞因子（如 IL-8）水平已下降。

4. 合成移植物

多篇文献报道了合成移植物的使用，即使材料不具有反应性，但具有异物的特性仍可能出现排斥反应。鼻重建手术使用多种材料（如硅橡胶[50]，羟基磷灰石[55]、Gore-Tex[8]、Plastipore[56]、无孔 β- 磷酸三钙[57]、多孔聚乙烯[58, 59] 等）。需要注意的是，取出移植物的过程较复杂；合成移植物短期疗效较好。

有证据显示，鼻部症状评分及合并心理健康问题都得到了改善，因此手术治疗的接受度越来越高[22, 60]。

Leong[22] 回访了接受经鼻手术干预将移植材料固定于黏膜下口袋内的 ENS 患者。大多数患者后续的 SNOT-20 和 SNOT-25 评分都有显著改善，最显著改善的是 ENS 症状和心理问题。术后 3 个月 SNOT 评分改善且这一趋势持续了一段时间，但随访期限仅有 12 个月。遗憾的是，并非所有患者都有同样良好的疗效。

所有患者需仔细考虑适应证，同时考虑到手术失败可能带来的心理影响，建议在决定手术前进行神经心理学咨询。

蝶腭神经节阻滞术适用于 ENS-MT 型患者中伴神经系统症状者[12]。

八、结论

鼻腔手术通常用于治疗鼻塞以增加气流，然而过度鼻腔手术有可能降低患者鼻腔调节能力，从而产生严重影响。有时过度切除鼻腔结构，不仅无法改善呼吸，还会产生医源性萎缩性鼻炎，称为 ENS。

当患者提及出现矛盾性鼻塞感时，尤其是有各种类型的鼻甲手术史者，都应考虑本病。虽然一些补充诊断方法有助于诊断，但准确的病史采集和充分的体格检查结合是最佳诊断手段。

ENS 的治疗基于预防鼻甲过度切除。确诊后建议保守治疗，需要白天经常使用保湿软膏、盐水冲洗和喷雾进行鼻腔保湿，以避免干燥、结痂和疼痛。手术治疗是恢复鼻甲和黏膜容积及功能的一种方式。生活质量调查问卷显示，使用特定手术技术可提高患者的生活质量。

第 4 章　药物性萎缩性鼻炎
Drug-Induced Atrophic Rhinitis

Mariapia Guerrieri　Pier Giorgio Giacomini　Barbara Flora

Lorenzo Silvani　Stefano Di Girolamo　著

陆美萍　韩　捷　译

缩略语

ANCA	anti-neutrophil cytoplasmic antibody	抗中性粒细胞胞质抗体
CIMDL	cocaine-induced midline destructive lesion	可卡因诱发的中线破坏性病变
GPA	granulomatosis with polyangiitis	肉芽肿性血管炎
HNE	human neutrophil elastase	人中性粒细胞弹性蛋白酶
RM	rhinitis medicamentosa	药物性鼻炎

一、概述

药物性萎缩性鼻炎是一种慢性疾病，其特点是严重慢性炎症导致的鼻黏膜损伤，有时可出现鼻软骨结构破坏[1]。

萎缩性鼻炎有多种不同的病因，如传染性疾病（结核病、梅毒、麻风病、鼻硬结病）、累及上呼吸道的全身性肉芽肿性疾病（结节病、肉芽肿性血管炎、嗜酸性肉芽肿性血管炎）、淋巴结外非霍奇金淋巴瘤（Stewart 肉芽肿）、鼻腔鼻窦手术史（ENS）和滥用鼻用减充血剂或药物（可卡因）[1-4]。

继发性萎缩性鼻炎的慢性鼻塞和鼻腔闷堵感引起了耳鼻咽喉科专家的注意，这些症状的发生率很高且影响患者生活质量。

本章描述了因对鼻血管收缩药和可卡因依赖引起的继发性萎缩性鼻炎，两者分别导致了药物性鼻炎 / 反跳性鼻炎和可卡因诱发的中线破坏性病变（cocaine-induced midline destructive lesion，CIMDL）。

二、药物性鼻炎

药物性鼻炎是一种药物诱发的疾病，其特征是过度使用鼻用减压血剂引起的非过敏性黏膜炎症[5]。

这些药物可刺激鼻黏膜血管的 α 肾上腺素能受体，模拟交感神经系统的作用，迅速引起血管收缩。

鼻黏膜血管系统包括容量血管（静脉丛）和阻力血管（小动脉），前者表达 $α_1$ 和 $α_2$ 肾上腺素能受体，后者仅表达 $α_2$ 肾上腺素能受体。受体激动可导致大静脉窦血管收缩，使血流减少，从而减轻鼻腔水肿和流涕症状。

鼻用减充血剂主要分为两大类：β-苯乙胺衍生物（伪麻黄碱和去氧肾上腺素），可激活 $α_1$ 肾上腺素能受体，并对 β 肾上腺素能受体有亲和力；咪唑啉衍生物（如萘甲唑啉、四氢唑啉、羟甲唑啉、曲马唑啉、氯萘唑啉和赛洛唑啉），可激活鼻黏膜阻力血管和容量血管上的 $α_2$ 肾上腺素能受体，作用更快、更持久[3]。

这些非处方药能迅速缓解急性或慢性鼻 - 鼻窦炎引起的典型鼻塞。然而，它们的作用持续时间通常很短，并且随后会出现反跳性充血，需要重新给药，这易引起形成恶性循环，最终损害鼻黏膜[5]。

滥用鼻用减压血剂持续超过 7～10 天将引发继发性鼻炎。在耳鼻咽喉科门诊就诊的患者中，该病发病率为 1%～9%，常见于中青年[6]。萎缩性鼻炎是反跳性鼻炎最严重的并发症[7]。

（一）反跳性鼻塞的病理生理学机制

目前关于反跳性充血的机制尚不明确，仅有假说。一种假说是长期使用鼻用减压血剂引起的慢性血管收缩导致低氧血症并继发鼻黏膜缺血，从而导致炎症和间质水肿。第二种假说认为由于肾上腺素能受体受到过度刺激而疲劳，对内源性儿茶酚胺和局部血管收缩药的反应性降低，从而引起反应性充血和水肿，此时为缓解症状需要使用更高剂量的药物（快速抗药反应）[8]。

第三种假说认为，与拟交感神经药物相反，这类药物会使副交感神经活动增强，改变血管舒缩张力，从而导致血管通透性增加和水肿[9]。也有人认为，拟交感神经胺类药物对 β 肾上腺素能受体的作用比对 α₁ 肾上腺素能受体的作用更为持久，导致血管收缩后立刻舒张，从而引起鼻黏膜肿胀[10]。

长期使用鼻用减压血剂会导致鼻黏膜的微观变化，表现为鼻纤毛破坏、鳞状上皮化生和杯状细胞增生，引起黏液分泌增加[11]。

（二）临床评估

药物性鼻炎主要依靠临床诊断。患者通常主诉鼻部不适、鼻塞及闷堵感，无流涕。严重鼻塞可能导致张口呼吸、口干和打鼾[12]。患者发现使用鼻用减压血剂可暂时缓解症状，因而产生依赖性。

鼻内镜下临床评估表现为典型的充血性鼻黏膜，肿胀呈颗粒状，伴有组织脆性增加和点状出血；有时也可观察到鼻黏膜苍白水肿[13]。随着鼻用减压血剂的进一步滥用，鼻黏膜会变得萎缩、缺少弹性[14]。

活检样本显示纤毛细胞数量减少、纤毛结构改变、基底层破裂，从而引起水肿、鳞状上皮化生和杯状细胞增生[5]。

生化检测或鼻部影像学检查对确诊药物性鼻炎帮助不大，该疾病的确诊主要依靠对症状和病史的准确评估，并且结合临床和病理检查。鉴别诊断包括过敏性鼻炎和其他类型的非过敏性鼻炎，但临床医生需谨记，药物性鼻炎往往会合并其他鼻腔鼻窦疾病[3]。

鼻甲肥大和慢性鼻 - 鼻窦炎是药物性鼻炎的常见表现，而在长期使用鼻用减压血剂的严重病例中，可导致鼻中隔穿孔（图 4-1）和萎缩性鼻炎[15]。

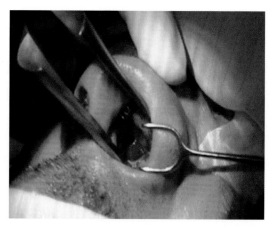

▲ 图 4-1　继发于鼻用减充血剂滥用的鼻中隔前端小穿孔

（三）治疗

多种药物和手术治疗可用于治疗药物性鼻炎患者，治愈的关键是停止使用鼻用减充血剂。医生在治疗前需告知患者，停用局部血管收缩药后鼻塞症状可能会暂时性加重。

据报道，使用鼻内糖皮质激素可以减轻反跳性充血的症状。鼻用丙酸氟替卡松或布地奈德可以刺激前列腺素的合成，从而促进鼻黏膜水肿状态的消退[16]。

一般的临床实践支持在戒断鼻用减充血剂时使用鼻用激素，以缓解停用局部血管收缩药期间的症状[17]。

停用局部血管收缩药期间，医生应给患者使用生理盐水冲洗，应用短程口服糖皮质激素、抗组胺药和肥大细胞稳定剂也有助于缓解症状[10]。

下鼻甲缩小的手术干预可拓宽鼻道，帮助患者戒断鼻用减充血剂[18, 19]。

长期滥用鼻用减压血剂导致的药物性鼻炎，完全治愈约需要 1 年[20]。

三、可卡因诱发的中线破坏性病变

可卡因是从古柯的叶子中提取的生物碱，它在临床的应用始于

19 世纪，人们发现了它有独特的麻醉和血管收缩双重作用[21]。20 世纪 70 年代，可卡因在具有一定社会背景的人群中成为一种时髦的毒品，如今它已成为美国和欧洲走私最多的非法兴奋剂。欧洲药物滥用委员会指出，在某些国家（如西班牙、英国、丹麦、爱尔兰和意大利）年轻人（15—34 岁）中可卡因使用率较高[22]。

可卡因通过阻断突触前再摄取，刺激中枢神经系统和周围神经系统中单胺类神经递质的活动，引起兴奋、厌食、警觉性增强和睡眠需求减少；它还会增加奖赏系统中的多巴胺能活性，导致成瘾。此外，可卡因还会影响内皮细胞，α 肾上腺素刺激作用可阻断平滑肌连接处的去甲肾上腺素再摄取，引起血管收缩；还可使内皮细胞产生内皮素增加、释放一氧化氮减少，导致内皮舒张功能受损、中枢交感神经活动增强。可卡因还可通过增强血小板聚集和降低纤溶活性诱发血栓形成[23]。

在非法市场上有两种形式的可卡因：一种是可卡因碱，也被称为"crack"，通常以烟草形式使用或经鼻吸食；另一种是可卡因盐，通过静脉或口服给药。可卡因的代谢主要依靠肝脏 CYP3A 酶，其代谢产物（如芽子碱、苯甲酰芽子碱、芽子碱甲酯）在 48～72h 内随尿液排出[23]。

为使利润最大化，非法可卡因贩毒者常常添加非那西丁、咖啡因和利多卡因等"切割"剂。近几年，使用最多的是一种兽医使用的驱虫剂（左旋咪唑），它与可卡因有协同作用，增强可卡因多巴胺能效应，从而促进成瘾[24]。不幸的是，左旋咪唑还会引发人体全身性不良反应（如粒细胞缺乏症和皮肤血管病变），从而引起皮肤坏死，表现为耳垂、面颊和鼻尖破坏[25, 26]。

（一）临床表现

众所周知，经鼻吸食可卡因与一种药物性鼻炎有关，这种鼻炎以鼻腔鼻窦黏膜炎症为特征，缓慢导致鼻、腭和咽组织的进行性破坏[27]。

一经吸食可卡因，就会引起迅速而强烈的血管收缩和鼻黏膜麻醉，同时引起由可卡因和街头出售的不纯净混合物中存在的切割剂晶体产生的损伤效应；紧接着出现的反应就是反跳性血管舒张，吸食者为缓解鼻塞和嗅觉减退会再次用药，如此循环，最终导致黏膜的慢性损伤。随着强迫性滥用的不断重复，慢性缺血性损伤积累造成的损害可导致面部疼痛、鼻出血、鼻腔结痂和溃疡、嗅觉减退，因黏膜纤毛清除功能也受到可卡因影响，会出现黏脓性鼻涕。慢性缺血可逐渐累及鼻中隔软骨膜，约 4.8% 的可卡因滥用者有相当典型的鼻中隔穿孔。

　　鼻中隔的进行性破坏有时可向四周扩展直到鼻腔侧壁（如中鼻甲、上鼻甲、窦口鼻道复合体）和硬腭，这种最极端情况称为可卡因诱发的 CIMDL。幸运的是，尽管可卡因被广泛滥用吸食，但这种情况很少发生，其真实发病率尚不明确[28]。在硬腭和软腭穿孔的病例中，除了长期存在的鼻腔症状，偶有合并口鼻瘘相关症状（如吞咽困难和鼻腔反流）[29]（图 4-2）。

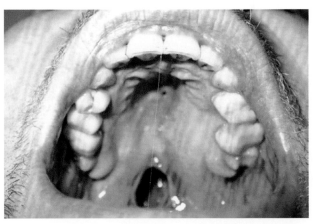

▲ 图 4-2　继发于可卡因滥用的小硬腭穿孔和较大软腭穿孔

　　已有文献报道称，CIMDL 可扩展至眼眶壁和眶内，有这些部位表现为前房蜂窝织炎、鼻泪管瘢痕、复视、眼球运动障碍、视力下降和视神经病变。CIMDL 罕见的严重周围扩散可侵犯至前颅底。鼻、上唇、上颌骨前软组织和鼻翼软骨的外部皮肤溃疡及典型的鼻锥体骨变形，称为鞍鼻畸形[30]（图 4-3）。

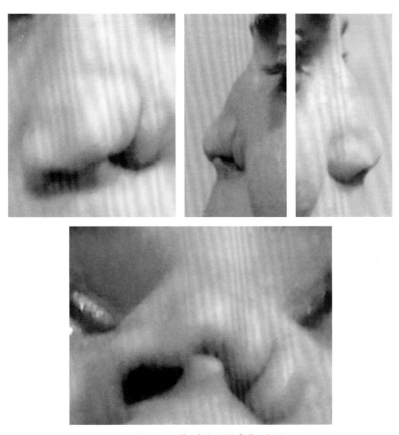

▲ 图 4-3　典型的"鞍鼻"畸形

由于优先使用右鼻孔吸入可卡因，导致左鼻翼软骨塌陷

　　开放性的病变和坏死为厌氧菌、金黄色葡萄球菌创造了一个理想的环境，使病情更复杂，此情况可导致多重耐药感染[27]。

（二）发病机制

　　在小部分可卡因滥用倾向者中，CIMDL 的发病机制尚不清楚，但无疑是多因素的。

　　可卡因晶体在鼻黏膜的缺血和损伤效应中似乎起着关键作用，患者通常试图清除其形成的黏附紧密痂皮，而加重黏膜损伤；细菌重复感染也与损伤有关。

无法解释的是，即使经鼻吸食滥用可卡因很普遍，但 CIMDL 在可卡因成瘾者中很罕见，分析原因可能与使用可卡因方式相似患者的个人自身免疫易感性差异有关。已有文献提示，CIMDL 患者存在主要针对人中性粒细胞弹性蛋白酶（human neutrophil elastase，HNE）的核周 ANCA（p-ANCA），可产生超抗原有机体的细菌感染可导致易感个体生成 ANCA[31]。最近报道了合并 CIMDL 的使用左旋咪唑作为可卡因切割剂，引起 ANCA 阳性血管炎，这表明它可能是形成反应性代谢物的底物，能够触发自身免疫反应[32]。p-ANCA-HNE 自身抗体似乎不直接参与疾病的发病机制，但有可能增强了对损伤的局部炎症反应。

在少数发生 CIMDL 的可卡因滥用者群体中，可卡因在鼻黏膜中诱导的凋亡已被确定为潜在的额外关键致病因素。

（三）诊断

可卡因引起的鼻炎和 CIMDL 的诊断具有挑战性，因为患者通常不愿意承认滥用药物；所有患者都应接受精确的面部、口腔和口咽部的体格检查。

鼻内镜检查通常显示不同程度的鼻黏膜损伤，首要表现为点状结痂出血、坏死性溃疡和细菌或霉菌感染征象。鼻中隔穿孔是常见的症状（图 4-4），在某些病例中，鼻中隔完全或几乎完全丧失，同时伴有鼻畸形、鞍鼻和鼻翼缺失[30]（图 4-5）。

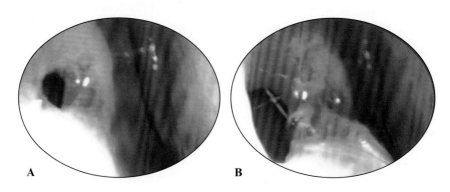

▲ 图 4-4　前可卡因成瘾者鼻中隔穿孔内镜图

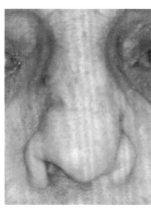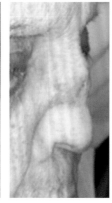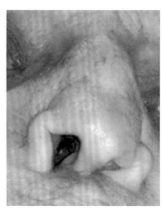

▲ 图 4-5　老年可卡因成瘾者左鼻翼软骨塌陷的"鞍鼻"

少数发展为 CIMDL 的患者可能表现为离心性损伤蔓延，伴有下鼻甲、中鼻甲、上鼻甲和上颌内侧壁的缺失，软硬腭也可能受累，伴发口鼻瘘。

血检和尿检分别只能检测出 48 小时内和 2～4 天的药物滥用情况。而末次药物使用后经过 3 个月仍然可以通过毛发样本检测出来[27]。

影像学评估基于 CT 和 MRI，CT 扫描可以更好地评估骨侵蚀的程度及其界限（图 4-6）。

增强 MRI 可提供更多的软组织受累信息。CIMDL 患者常见的磁共振成像（magnetic resonance imaging，MRI）表现为腭和咽扁桃体弥漫性肿胀、淋巴组织中嵌有少量积液[34]。

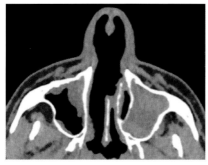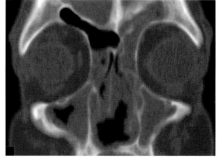

▲ 图 4-6　某可卡因成瘾者轴位和冠状位 CT 扫描显示的与中下鼻甲部分吸收、鼻窦炎相关的鼻中隔广泛穿孔

活检标本需避免坏死组织。CIMDL 的组织病理学特征是非特异性的，包括混合性炎性浸润、血管壁微脓肿、静脉周围炎、血管微血栓改变、白细胞破碎性血管炎和纤维蛋白样组织[30]。

直接免疫荧光显微镜下的 ANCA 阳性在 CIMDL 中很常见[35]。当用抗原特异性固体分析法检测时，这些自身抗体主要与 HLE 反应，显示出核周染色模式（p-ANCA）[36]。

由于临床评估和组织病理学结果均不能提供决定性的信息，患者需承认可卡因滥用史才能确诊 CIMDL，因为即使在完全停止滥用药物多年后，病变仍可能进展[27]。无系统性受累和对免疫抑制药治疗无反应也支持可疑病例的诊断[37]。

（四）鉴别诊断

CIMDL 的临床表现可能与其他疾病非常相似。如果患者若不承认药物滥用史，则需与结核病、三期梅毒、麻风病、HIV、毛霉菌病等相鉴别。上皮或血液肿瘤（Stewart 肉芽肿，也称为致死性中线肉芽肿）可能累及鼻部，导致软骨、骨和软组织破坏。全身性肉芽肿性疾病可累及上呼吸道，引起鼻肉芽肿或坏死性病变（如结节病、GPA、MPA）。

GPA 是 CIMDL 的主要鉴别诊断。它是一种全身性疾病，其特征是伴有小血管炎的上、下呼吸道坏死性和肉芽肿性炎症和局灶节段性或增生性肾小球硬化症[38]。50%～90% 的 GPA 患者有鼻部症状和体征。血管炎常与 ANCA 的存在有关，主要表现为针对蛋白酶 3 的胞质形式（c-ANCA-PR3），或者表现为针对髓过氧化物酶的核周形式（p-ANCA-MPO）[39]。GPA 和 CIMDL 有许多共同的组织病理学特征，并且只有在活检标本中发现 GPA 的特征性病变，即含有巨细胞的基质肉芽肿、微脓肿和深部坏死，才能对两者进行鉴别。然而，只有 50% 的 GPA 患者表现出这种组织学特征[40]。两个关键的临床差异有助于鉴别 GPA 和 CIMDL，因为 GPA 存在鼻外受累（肺和肾）而 CIMDL 对免疫抑制药缺乏反应。

（五）治疗

可卡因使用者的管理在临床上是一项艰巨的挑战，要想开始任何治疗措施，需明确使患者停止滥用行为。在某些较轻的病例中，戒除行为可能使黏膜逐渐正常化、病理过程逆转；而在更严重的病例中，戒除经鼻吸食并不能阻止疾病的进展。

推荐采用保守的局部治疗，如仔细清理坏死组织和痂皮、定期生理盐水冲洗，以及局部或全身抗菌药物治疗[41]。当考虑手术治疗时，需对患者进行全面评估，其中包括鼻内镜检查和影像学评估；还需对患者的血液、尿液和头发样本进行检测，以确保其已停止滥用可卡因，鼻和腭部缺损的矫正手术应推迟到病情稳定后进行[24, 42]。

第三篇 萎缩性鼻炎的诊断
Diagnosis of Atrophic Rhinitis

第5章 空鼻综合征：临床主观问卷评估及心理评估

Empty Nose Syndrome: Clinical Evaluation with Subjective Questionnaires and Psychological Evaluation

Igor Reshetov　Natalia Chuchueva　著

朱歆洁　程　雷　译

一、概述

患者的主观情绪和健康状况应被视为任何治疗或研究的最重要结果。WHO 概述了对健康和卫生保健有效性的评估，不仅需对疾病发生频率和严重程度变化的评估，还需对幸福感进行评估，这可以通过测量健康问题相关的生活质量（quality of life, QoL）变化来评估[1]。因此，为了评估治疗方法的有效性，用一种经过验证的测量单元来评估主观健康状况非常重要，尤其是在疾病严重影响患者日常活动时。

原发性、继发性及医源性萎缩性鼻炎均会对患者的日常生活产生重大不利影响，并可能导致生活质量急剧下降[2]。尤其是 ENS，给患者带来了巨大的心理负担[3]，可引起具有重要临床意义的继发性抑郁症[3,4]。因此，萎缩性鼻炎和 ENS 治疗的主要目标应为改善患者的自评生活质量。

根据 WHO 的定义之一，生活质量包括心理、社会和机体功能，将幸福感的积极面与疾病相关的消极面相关联[1]。健康相关生活质量（health-related quality of life，HRQL）是受健康影响的生活质量的一部分，它可以评估患者自身感知的疾病及治疗对功能的影响[5]。HRQL 可以通过问卷进行评估。WHO 提供了一种标准化方法用以验证患者的机体症状、疾病及治疗对功能和社会心理的影响[5]。临床工作者在临床与科研实践中广泛使用 HRQL 测量方法及其他诊断技术[6-8]。问卷可用于评估各种情况的患者及治疗的有效性[9]。

目前已开发多种问卷用于评估鼻炎和鼻窦炎对患者个体的影响，并可监测其对治疗的反应[10]，但在评估 ENS 的临床和心理负担方面无一是正确的。

二、临床主观问卷评估

（一）鼻腔鼻窦结局测试 –25（空鼻综合征修订版）

Chhabra 和 Houser[11] 最早修订了 SNOT-25 用于评估 ENS。他们对已有的 SNOT-20 问卷进行了修订[12]，并将其专门用于 ENS 患者。新创建的 SNOT-25 中包括 5 个新增项目，即干燥、鼻呼吸困难、窒息、鼻腔过度通气和鼻腔结痂[11]。

Jiang 等[13] 评估了 SNOT-25 的 ENS 修订版的有效性，Cronbach α 值为 0.90 表现出很高的内部一致性和临床应用所需的水平，其报道称，研究结果表现出令人满意的测试 – 复测可信度，并得出 SNOT-25 是可在临床日常实践中常规使用的合理工具的结论[13]。不过需要注意的是，该研究未提供测试的敏感性和特异性。

SNOT-25 的 ENS 修订版已在一些研究[14-21]中成功用于评估治疗效果，并且提示治疗后患者报告症状改善、疗效良好。Hong 等[22]指出，ENS 患者较小的下鼻甲体积与特定的 SNOT-25 项目呈显著相关。

值得一提的是，不同的 SNOT-25 问卷可能存在术语混淆。除了 Chhabra 和 Houser 修订的用于评估 ENS 的 SNOT-25，还有两种修订版也称为 SNOT-25。2006 年出版的《喉镜》(The Laryngoscope) 杂志中使用了一个 SNOT-25 修订版来评估 GAP 的鼻部症状，该版本在 SNOT-22 的基础上额外增加了 3 个 GAP 相关问题（即鼻腔结痂、

出血和外鼻畸形)[23]。Tait 等 [24] 于 2019 年提出了一个版本，该版本在 SNOT-22 的基础上进行了修订，以更好地评估鼻窦炎的严重程度。SNOT-25 的 ENS 修订版如表 5-1 所示。

（二）空鼻综合征 6 项问卷

尽管 SNOT-25 的 ENS 修订版已在一项具有高度内部一致性的研究中进行了验证 [13]，但其特异性和敏感性未得到评估。此外，该研究未对 ENS 患者的最终 SNOT-25 评分进行测量和陈述且需注意前文提及的术语混淆。

因此，所有这些因素导致了 ENS6Q 的发展。该问卷是专门为测量 ENS 患者的生活质量而设计的，由国际作者小组于 2016 年首次提出 [25]。作者们认为该工具可以辅助诊断 ENS，并为 ENS 患者的生活质量提供可量化的结局指标且认为 SNOT-25 中的 4 个问题可在 ENS6Q 中使用。他们将鼻呼吸和（或）鼻塞定义为"感觉气流减少（鼻腔无法感觉到气流）"。最终，考虑到这是 ENS 患者常见的症状，他们增加了"鼻腔烧灼感"的问题。ENS6Q 问卷如表 5-2 所示。

在同一研究中 [25]，ENS6Q 在三组患者中得到了验证。第一组为 ENS 患者（n=15），第二组为慢性鼻 – 鼻窦炎不伴息肉的患者（n=30），第三组为健康对照组（n=30）。参与者完成了 SNOT-22 和 ENS6Q 问卷的两轮独立调查。研究结果表明，ENS6Q 的 Cronbach α 值为 0.93，显示出很高的内部一致性。整个 ENS6Q 评分对 ENS 诊断的特异性和敏感性分别为 96.6% 和 86.7%。SNOT-22 对 ENS 诊断的预测值分别为 62.1% 和 66.7%。作者将 ENS6Q 诊断得分的分界线定为 10.5 分。因此，总分 30 分的 ENS6Q 评分得 10.5 分能够可靠地预测 ENS。作者得出的结论是，ENS6Q 在评估和诊断 ENS 方面可作为有效的疾病特异性的问卷，并且测试 – 复测的内部可信度具有一致性。

随后，Thamboo 等 [26] 使用 ENS6Q 问卷来验证棉球试验，认为治疗后至少需要达到 7 分的改善才能提示治疗具有临床意义。之后，ENS6Q 评分系统在研究中应用于诊断 ENS 患者或评估治疗效果 [27-33]。

表 5–1　SNOT-25 ENS 修订版问卷[11]

SNOT-25 症状	分值（0～5）					
	0[a]	1	2	3	4	5[b]
需要擤鼻						
喷嚏						
流涕						
咳嗽						
鼻后滴漏						
脓鼻涕						
耳闷						
眩晕						
耳痛						
面部疼痛 / 压迫感						
入睡困难						
夜醒						
夜间缺乏良好睡眠						
醒后疲倦感						
疲劳						
活动度下降						
注意力不集中						
沮丧 / 躁动 / 烦躁						
悲伤						
尴尬						
干燥						
鼻呼吸困难						
窒息						
鼻腔过度通气						
鼻腔结痂						

a. 无症状；b. 严重症状

表 5-2 ENS6Q [25]

症　状	分　值					
	没问题 / 不适用	非常轻微	轻度	中度	重度	极重度
	0	1	2	3	4	5
干燥						
感觉鼻气流减少（鼻腔无法感觉到气流）						
窒息						
鼻腔过度通气						
鼻腔结痂						
鼻腔烧灼感						

（三）其他用于空鼻综合征评估的问卷

最初用于鼻窦炎和鼻炎的问卷也同样用于萎缩性鼻炎。Li 等 [27] 发现，ENS 患者的 SNOT-22（58.22 ± 15.85）和 NOSE（69.35 ± 17.1）评分显著升高。在 Tam 等 [34] 进行的研究中，SNOT-22 的术前总分为 39.25 ± 21.44。在 Borchard 等 [29] 的研究中，ENS 患者的 SNOT-22 评分为 50.03 ± 15.02。在 Malik 等 [32] 的研究中，ENS 患者的 SNOT-22 平均得分为 58.2 ± 15.9，而 NOSE 得分为 69.4 ± 17.1。在 Tracy 等 [35] 的研究中，ENS 患者的 SNOT-22 评分为 23。在 Bastier 的研究中，ENS 患者的 NOSE 评分为 90，RhinoQoL 频率、烦恼和影响分别为 18.7、30 和 62.5 [36]。表 5-3 列出了所有分数。

空鼻综合征国际协会（Empty Nose Syndrome International Association，ENSIA）提出了在 Houser 修订版中添加 30 个项目以大范围扩充问卷内容，这可在数个互联网资源中找到 [37]。第一部分包含 SNOT-25 Houser 修订版的 25 个问题，问题㉖～㊲、㊵、54涵盖了 ENS 中与呼吸相关部分的问题。

表 5–3　萎缩性鼻炎患者不同鼻炎问卷的得分

作者 / 出版年份	样本量 /诊断	从文献中获得平均分的问卷类型		
		SNOT-22	NOSE	RhinoQoL
Bastier/2013 [36]	5/ENS	—	90	18.7，30，62.5
Tam/2014 [34]	18/ENS	39.25±21.44	—	—
Li/2018 [27]	27/ENS	58.22±15.85	69.35±17.1	—
Borchard/2019 [29]	14/ENS	50.03±15.02	—	—
Malik/2019 [32]	27/ENS	58.2±15.9	69.4±17.1	—

"㉖鼻塞；㉗鼻腔空虚感；㉘气流过大；㉙鼻阻力降低；㉚气短；㉛肺部扩张困难；㉜呼吸困难；㉝气流紊乱 / 混乱；㉞鼻气流感降低；㉟气流减弱；㊱气喘；㊲利用辅助肌肉促进呼吸；㊵呼吸急促；�554口呼吸时症状持续存在。"

其他鼻部症状列为问题㊶～㊼。

"㊶嗅觉减退；㊷缺少黏液；㊸鼻腔烧灼感 / 疼痛感；㊹鼻出血；㊺鼻腔炎症；㊻鼻腔引流功能受损；㊼难以擤出的黏涕 / 清涕。"

以下为继发的身体症状、认知和功能受限表现。

"㊽眼睛干涩；㊾头痛；㊿心动过速；51呼吸困难导致注意力不集中；55一般残疾。"

至此可以大致了解这份大范围扩展的问卷，每个量表项目的详细说明都可以在原始文档中找到 [37]。遗憾的是，据我们所知该问卷既未用于科学研究，又未得到验证。

三、心理评估（心理健康问卷）

所有类型的萎缩性鼻炎患者日常活动均受到极大损害，其生活质量急剧下降，甚至继发抑郁症。ENS 的心理障碍已有明确的定义。这类患者常常合并精神疾病 [38]。Kim 等 [39] 的研究表明，ENS 患者的抑郁严重程度高于慢性鼻 – 鼻窦炎，甚至过敏性鼻炎的患者。ENS 患者可能会感到焦虑和沮丧，甚至可能出现自杀倾向[3, 40]。2001 年，Moore 和 Kern[41] 指出萎缩性鼻炎患者人群中抑郁症的患病率很高，在 242 名接受检查的患者中，根据多相人格量表和（或）精神科医生咨询，有 125 名患者被诊断出患有抑郁症。Jiang 等[13] 根据 SNOT-25 提出 ENS 的主要症状约有 5 种，其中 2 种是鼻部症状（干燥和鼻腔过度通气），3 种是心理情绪症状（疲劳、注意力下降和悲伤）。另一项研究显示，最困扰萎缩性鼻炎患者的症状是疲劳、面部疼痛或压迫感，以及夜间缺乏良好的睡眠[42]，这些症状大多数与心理情感领域有关。

贝克抑郁量表（Beck depression inventory，BDI）– II[43] 和贝克焦虑指数（Beck anxiety index，BAI）[44] 被广泛用于上述研究，这两个抑郁量表均被证明具有较高的内部一致性[45, 46]。

BDI- II[43] 由 Beck 提出，作为其第一个量表[44] 的升级版。如今，它是用于评估抑郁严重程度的最常用问卷之一，共包含 21 个问题。

"①悲伤；②悲观主义；③曾经的失败；④失去快乐感；⑤内疚感；⑥惩罚感；⑦自我讨厌；⑧自我批评；⑨自杀倾向；⑩哭泣；⑪焦虑；⑫失去兴趣；⑬优柔寡断；⑭一无是处；⑮丧失能量；⑯睡眠规律改变；⑰易怒；⑱食欲变化；⑲难以专注；⑳疲劳；㉑对性失去兴趣。"

每个项目后面都有 4 个回答选项。受访者应选择一个最能描述他在过去 2 周内的感觉的陈述。BDI- II 总分在 14～19 分范围内表示轻度抑郁，而在 20～28 分范围内表示中度抑郁。平均得分高于 28 分表示重度抑郁[43]。

BAI 量表于 1988 年首次提出[44]。自我评估量表包括 21 种焦虑测量项目。受访者需对过去 1 周造成困扰的每种症状从 0（完全没有）到 3（几乎无法忍受）进行 4 分制评分[44]。表 5–4 列出了 BAI 症状及其得分范围，总评分范围为 0～63 分。BAI 总评分为 0～7 分表示正常，8～15 分表示轻度焦虑，16～25 分表示中度焦虑，26～63 分表示重度焦虑[47]。表 5–5 列出了 ENS 患者的 BDI-Ⅱ 和 BAI 的均分范围，也可以使用 PHQ-9 和 PHQ-2，以及精确的精神健康检查。在 Borchard 的研究中，ENS 患者 PHQ-9 抑郁评分基线为 11.6[29]。

表 5–4　**BAI 问卷**

症　状	分值（0～3）			
	0	1	2	3
麻木或刺痛				
热感				
双腿抖动				
无法放松				
担心最坏的情况发生				
头晕				
心跳加速				
不稳定				
恐惧				
紧张				
窒息感				
手颤抖				
颤抖				
失去控制的恐惧				
害怕				
消化不良或腹部不适				
晕厥				
面部潮红				
出汗（不是由于热）				

表 5-5　ENS 患者心理健康问卷的平均得分

作者 / 出版年份	样本量 / 诊断	ENS 患者的平均心理得分 [a]		
		BDI	BDI- Ⅱ	BAI
Ta-Jen Lee/2016[40]	20/ENS	—	24.4	19.0
Ta-Jen Lee/2018[48]	30/ENS	—	22.6	13.8
Chia-Hsiang Fu/2019[49]	19/ENS	—	15.0	21.0
Chien-Chia Huang/2019	68/ENS	—	19.3	17.7
Chang Hoi Kim/2019[39]	24/ENS	12.6	—	—

a. 因并非所有作者都提供标准差，故表格中未显示

四、结论

　　根据文献报道，SNOT-25 的 ENS 修订版和 ENS6Q 问卷被认为与 ENS 患者最相关且最适用，两者均可用于临床实践。SNOT-25 因为包含鼻炎相关问题，因此可能与萎缩性鼻炎的解剖结构有关。ENS6Q 问卷非常适用于 ENS。不过无论如何，使用何种调查表以简化文献数据分析最好达成共识。在研究中同时采用 SNOT-25 的 ENS 修订版和 ENS6Q 可能更有意义。即使既往研究中报道了这些问卷的高度有效性，它们也应是详尽的病史询问和体格检查及抑郁和焦虑评估后的辅助手段。

第6章 鼻细胞学在萎缩性鼻炎诊断中的作用

The Role of Nasal Cytology in the Diagnosis of Atrophic Rhinitis

Matteo Gelardi　Michele Cassano　著

崔昕燕　程 雷 译

一、概述

萎缩性鼻炎是一种人们知之甚少的慢性疾病，其特征为鼻黏膜萎缩、鼻痂形成和典型的恶臭 [1, 2]。本病多见于女性（男女比例 1∶5.6，也有资料显示 1.5∶6），多发于亚热带和温带气候地区，这些地区人群发病率为 0.3%～1% [3-5]；其诊断依据病史，并基于诊疗指南排除其他病变 [6]。萎缩性鼻炎发现已久，1876 年 Fraenkel 在医学文献中首次描述，但它的潜在病因和治疗方案仍有很大争议。部分原因是萎缩性鼻炎的命名混杂，如萎缩性鼻 – 鼻窦炎、干燥性鼻炎、恶臭性鼻炎和臭鼻症 [7, 8]。不管命名为何，萎缩性鼻炎是一种进行性疾病，药物和手术治疗都只能减轻症状，但无法阻止疾病发展。

萎缩性鼻炎表现为黏膜和下方骨质萎缩导致的鼻腔通道异常通畅及鼻黏膜的硬化性改变 [9]。此外，该疾病还有一个特征是分泌物黏稠，同时分泌物干燥后会产生一种特殊的恶臭，这种气味使患者受到他人排斥；其他症状包括鼻腔干燥感、鼻塞、偶发性鼻出血，在某些情况下还会出现鼻中隔穿孔。鼻甲和鼻骨的萎缩导致鼻腔过于宽敞、嗅神经萎缩，从而引起嗅觉丧失。Miles 和 Taylor [10] 对萎缩性鼻炎的病理进行了广泛的研究，他们发现慢性鼻炎可引起终末小动脉的动脉内膜炎和动脉周围炎，导致以淋巴细胞为主的慢性炎症细胞浸润，其中23.5%的患者出现纤维化。萎缩性鼻炎的病因尚不明确，目前有很多假说，可能的致病因素包括球杆菌、黏液杆菌、类白喉杆菌、臭鼻克雷伯菌、慢性鼻窦感染、自身免疫、内分泌失调、营养不良、遗传和缺铁性贫血等[11, 12]。

尽管萎缩性鼻炎的潜在病因尚未阐明，不过 Ruskin 在 1932 年首次将其细分为原发性和继发性两类。原发性萎缩性鼻炎主要发生在亚热带和温带气候地区的发展中国家，也与传染性病原体密切相关。

继发性萎缩性鼻炎最常见于发达国家，通常继发于不恰当的和破坏性的手术治疗。

萎缩性鼻炎患者体格检查可见鼻甲萎缩、鼻腔异常宽大。大量渗出物形成痂皮覆盖于部分鼻黏膜，而未结痂的区域显得干燥、无光泽。

二、鼻黏膜组织细胞学

显微镜下，鼻黏膜包括附着在菲薄基底膜上的上皮层，以及基底膜下的固有层[13]。假复层纤毛柱状上皮（图 6-1）由纤毛和非纤毛柱状细胞组成。后者包括刷状缘或纹状缘细胞、分泌黏液的杯状细胞和基底细胞。所有这些细胞通过纤维性和半纤维性连接系统紧密相连。细胞间隙中有时可见淋巴细胞和多形核细胞。

虽然上皮黏膜通常仅被认为是机体和刺激因子（如化学、物理、细菌和病毒）的物理屏障，但事实上，它具有代谢活性。例如，在免疫炎症反应中，它在调节宿主反应中发挥重要作用，产生各种各样的抑制成分。

纤毛细胞是分化程度最高、数量最多的细胞类型，约占鼻黏膜细胞的 80%。

纤毛细胞与非纤毛细胞的比例通常为 5∶1（图 6-2），越接近下气道该比例越高，可达到峰值（100～200）∶1。

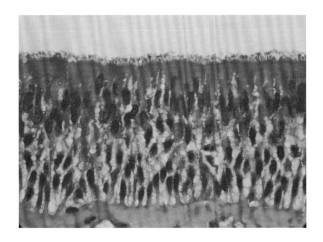

◀ 图 6-1　鼻黏膜：假复层纤毛上皮（组织学制备）

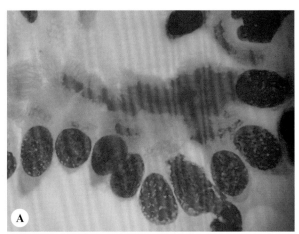

◀ 图 6-2　纤毛细胞与非纤毛细胞

A. 正常细胞学。众多的纤毛细胞具突出的纤毛器（MGG 染色，1000×）。B. 纤毛细胞和黏液细胞以 5∶1 为特征（MGG 染色，1000×）

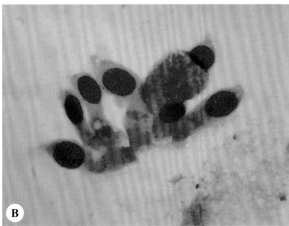

纤毛细胞呈细长的多边形，高 15～20μm，其细胞核位于基底膜上不同高度，使上皮黏膜在显微镜下呈典型的多向分化外观。表面最上层由 100～250 根纤毛（每根长 10～15μm、宽 0.2μm）和约 300 根微绒毛组成。

基底膜位于呼吸上皮和固有层之间，是一层薄薄的透明膜（厚 0.2μm），白细胞可由基底膜上的孔道向上皮表面迁移，它抵抗力很强，与上皮细胞黏附紧密。

固有层，即基质层或浆膜，由纤维弹性结缔组织组成，上皮细胞覆盖在固有层上并与骨膜和软骨膜相延续。

基质层有 3 层，分别为：①上皮下层或淋巴层；②中间层或腺体层；③深层或海绵状静脉丛。

基底膜下的上皮下层相对疏松且富含淋巴细胞，故称为淋巴层，它们常在鼻腔后部排列成结节状［即鼻相关淋巴组织（nasal-associated lymphoid tissue，NALT）]^[14]。

中间层富含腺体，分泌溶菌酶和免疫球蛋白（IgA 为主），具有抗感染作用[15]；这些黏膜下腺体分为浆液性、黏液性或混合性，具有与唾液腺相似的腺管状结构。

深层具有血管结构，分布在下鼻甲、中鼻甲游离缘和鼻中隔的中部。动脉几乎从黏膜深处直上至黏膜表层，形成致密的上皮下毛细血管网，由此薄壁小静脉发出分支并结合形成可充盈的组织皮层结构。这种血管结构是鼻黏膜的典型特征，但不存在于鼻窦黏膜。

（一）组织病理学研究

萎缩性鼻炎的组织学改变特征包括[16]以下几点。

① 呼吸道上皮化生为复层鳞状上皮甚至角化。

② 黏液腺和浆液腺均萎缩，黏液腺萎缩发生较早。

③ 以淋巴细胞和浆细胞为主的固有层炎症细胞浸润。

④ 晚期固有层过度纤维化，部分病例呈玻璃样变性；固有层内可见色素团块，经普鲁士蓝反应证实为含铁血黄素。

⑤ 血管改变主要表现为显著的闭塞性动脉内膜炎和中膜增厚。

⑥ 在某些病例中，固有层水肿形成息肉。

（二）鼻细胞学研究的改变

鼻细胞学是鼻腔鼻窦病理研究的重要领域，它是鉴别过敏性和非过敏性疾病、细菌性和病毒性疾病的有效方法，因此应用于血管运动性鼻炎和鼻部感染性疾病。Gollash[17] 在 1889 年发现支气管哮喘患者鼻腔分泌物中的嗜酸性粒细胞是导致发病的重要因素[18-20]，这一理论现已广为人知。鼻细胞采样的简单性、操作的微创性及随访疗效必不可少的鼻部检查的可重复性，都促进了该诊断程序的应用[21]。鼻细胞学检查的简单性、无创安全性、成本效益及门诊可实施性，使其也适用于儿童患者[22]。

三、细胞学技术

细胞学方法包括样本采集、处理（固定和染色）、显微镜观察。

细胞学采样通过无菌棉签（同样用于咽部取样）收集鼻黏膜浅表细胞，或者使用小塑料刮匙刮取鼻黏膜。收集样本时，对于下鼻甲内侧面，尤其是纤毛细胞和分泌黏液的杯状细胞比例相等的区域（通常纤毛细胞占 1/4），鼻棉签要用适度的力量扭转，以获取大量的鼻黏膜细胞。通常，对于年轻患者，鼻棉签比刮取黏膜更可取，因为它更快、更便利，并且还能收集大量高质的细胞样本。取样通常需要借助前鼻镜、额镜和良好的照明仔细观察。该方法无创，所以不需要任何麻醉。鼻棉签取样后，将样本铺在显微镜盖玻片上，固定并用 May-Grunwald-Giemsa（MGG）染色。这种染色法很常用，它可显示鼻黏膜所有细胞组分，其中包括炎症细胞（如中性粒细胞、嗜酸性粒细胞、淋巴细胞和肥大细胞）、细菌和真菌孢子。在放大 1000 倍的普通光学显微镜下观察涂片。为了明确涉及诊断的细胞（如中性粒细胞、嗜酸性粒细胞、淋巴细胞、肥大细胞、细菌和真菌孢子），应尽可能大范围读片，并评估至少 50 个镜下视野的细胞比例[13]。

如前所述，典型的鼻黏膜由 4 种细胞（即纤毛型、黏液型、条纹型和基底型）及少量的中性粒细胞组成。因此，发现其他类型的细胞是疑诊疾病的一种指标。

在萎缩性鼻炎中，最初的细胞学表现为杯状细胞化生（图 6-3），这是典型的非分化性增殖反应，并且是纤毛上皮的特性。随后会出现弥漫性鳞状上皮化生（图 6-4），最新研究报道了浆液黏液腺和杯状细胞的减少[23]。

此外，黏液纤毛清除的减少或缺失是生物膜[24]（图 6-5）形成的危险因素之一，可导致鼻部感染反复发生。

综上所述，鼻部组织学和细胞学均表明以未分化扁平上皮为主的呼吸道上皮完全重构是萎缩性鼻炎患者鼻腔黏膜的最主要改变。

多数情况下，这是不可逆的损伤，迫使患者进行长期药物治疗（局部和全身抗生素）[25]、辅助治疗（维生素 A 和维生素 E）[26] 及使用医用装置（生理性溶液和透明质酸鼻腔冲洗）[27, 28] 增加鼻黏膜营养，减少痂皮形成，防止重复感染。

在预防方面，外科医生的工作是保护鼻黏膜解剖和功能的完整性，避免任何可导致目前被称为"空鼻症"的病理情形的外科手术方案。

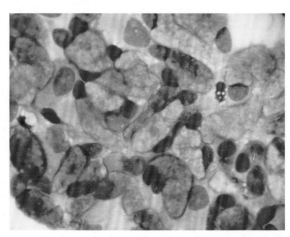

▲ 图 6-3　杯状细胞化生（MGG 染色，1000×）

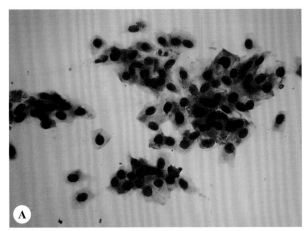

◀ 图 6-4 弥漫性鳞状上皮化生

A. 萎缩性鼻炎（MGG 染色，400×）；B. 萎缩性鼻炎（MGG 染色，1000×）

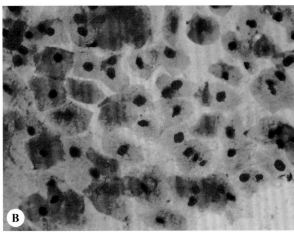

◀ 图 6-5 生物膜

可见菌落镶嵌在明亮的青色基质中（MGG 染色，1000×）

第7章 鼻阻力和鼻气流评估在萎缩性鼻炎诊断中的作用

The Role of Rhinomanometry and Nasal Airflow Evaluation in the Diagnosis of Atrophic Rhinitis

Francesco Maria Passali　　Giancarlo Ottaviano

Giulio Cesare Passali　　Stefano Di Girolamo　　著

陈若希　程 雷　译

一、概述

目前普遍认为经鼻呼吸是唯一的生理性呼吸形式，因为人们自出生即具有这种不可替代的功能，而经口呼吸经证实可引起一些解剖、功能和心理行为改变。

然而，这种自然、看似简单的呼吸方式，以鼻黏膜具备对吸入空气进行清洁、加温的机制和功能为前提。事实上，鼻腔可以改变空气的物理特性（温度和湿度），使它们适合肺内气体交换，并清除气体中的污染物、变应原、病毒和细菌等。

进行生理性鼻呼吸和鼻腔鼻窦通气必不可少的先决条件是骨软骨结构及其表面覆盖的黏膜和上皮的形态学完整性。

同样，对临床症状的正确评估离不开对其潜在的病理生理机制和形态学改变的分析。

经鼻呼吸的阻力比经口咽呼吸阻力高 50%。在平静呼吸过程中，以 2～3m/s 的速度穿过鼻阀的空气量主要分流为三条气流：第一条为主要气流，沿中鼻道走行；第二条气流占 5%～10%，几乎垂直到达嗅裂，第三条气流从鼻底穿行；并且在穿行于三条鼻道的层流中形成微湍流，尤其是在鼻阀后部，该区域能使空气充分混合并增加空气与黏膜的接触，从而使热量和湿度的改变及清洁空气更高效。

　　Mink[1] 首先提出了鼻阀的概念，研究者们对鼻阀进行了各不相同的定义。真正的鼻阀是由鼻翼软骨、三角区、鼻中隔软骨围成的裂隙。鼻阀产生的鼻阻力占总鼻阻力的 1/3[2]，对机械应力有反应，并且受随意肌的调节。另外 2/3 的鼻阻力由鼻甲阀[3]，即鼻甲海绵状组织的神经血管控制[4]。

　　所以，总体来讲，更正确的说法应为"鼻阀区域"（图 7–1）或"限流段"[5]。在该区域中软骨、肌肉、黏膜和上皮共同作用，为下呼吸道提供充足且适宜的空气，以进行肺部气体交换；得益于鼻阀区域，通过鼻腔的气流遵循泊肃叶定律（Poiseuille law）进行层流，在鼻腔窝壁的不平整处形成微湍流；以这种方式，增加了空气与黏膜的接触，达到了理想的空气温度和湿度且纤毛上皮也可以清理污染物、变应原、病毒和细菌。

　　事实上，对空气的调节是由鼻甲海绵状组织及鼻甲微循环的动静脉分流实现的。当吸入冷空气时，其可反射性刺激动静脉分流开放，增加空气 – 黏液面的热交换。相反，吸入热空气会导致输入小动脉收

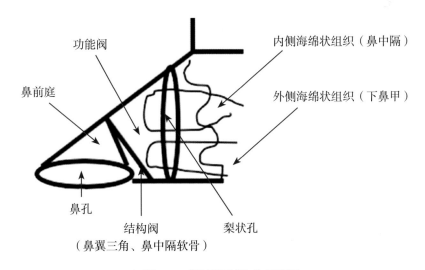

▲ 图 7–1　"鼻阀区域"的示意图

缩。此外，鼻甲海绵状组织的充盈程度受环境湿度条件的调节，如果空气干燥，水分就会从充盈的血窦向黏膜表面渗出形成渗透现象。

通过显微腐蚀法结合扫描电子显微镜观察鼻中隔和鼻腔外侧壁的血管网结构，可以研究人类胎儿鼻黏膜血管架构的三维形态[6]。基于这项技术，可识别出鼻黏膜的三个血管层，即位于上皮下层的最表层、中间层，以及由供应软骨膜和骨膜的血管组成的最深层。通过这项技术还可以观察动静脉的吻合，并且区分出静脉（通常不规则走行）和动脉（走行较直）（图7-2）。

鼻前庭皮肤的鼻毛可以过滤吸入空气中直径较大的颗粒（>50μm），它们突入鼻腔，即使对最轻微的变形都特别敏感，但对强大的压力（如打喷嚏）却不敏感。呼吸道上皮中的纤毛细胞和杯状细胞参与黏液纤毛运输，其效率与纤毛的完整性和鼻腔分泌物的物理性质有关。

值得一提的是，在所有这些复杂功能和控制它们的自主神经反射中，冷觉温度感受器也在鼻腔通畅感中起一定作用。

Eccles和Jones[7]于数年前提出了鼻黏膜冷觉温度感受器的想法，他报道了在鼻腔黏膜局部应用薄荷醇时，会产生减充血的错觉，改善鼻腔气流，但实际上其并没有改变鼻腔形态。最近的研究通过免疫染色发现瞬时受体电位（transient receptor potential，TRP）M8通道主要表达在人鼻腔组织的上皮、分泌腺和血管中[8]。TRP通道超家族是非选择性阳离子通道，它可分为6个亚族，melastatin 8（TRPM8）亚族可被低温和薄荷醇激活。

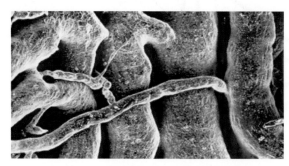

▲ 图 7-2　显微腐蚀法下的动静脉吻合

最近，另一项有趣的研究证实，气温是鼻腔通畅感的影响因素，但不是唯一因素，空气湿度因素也起着重要的作用[9]。这表明除了气温，黏膜的动态冷却（即热量散失）刺激三叉神经感觉支可导致通畅感，但动态冷却不仅取决于环境中的静态空气温度或湿度调节功能，也取决于个体鼻道结构（软骨和黏膜）与吸入气流的相互作用。因此，通过对"动态冷却"这一新参数的量化，可促进新的鼻腔通气临床评估方法的诞生。

二、鼻气流测试

鼻腔通气的客观评估方法通常包括主动前鼻阻力测量法（active anterior rhinomanometry，AAR）和鼻声反射测量法（acoustic rhinometry，AR）。测量鼻腔通畅度是一种动态的方法，其中包括主动测量的 AAR 和被动测量的 AR，后者通过鼻腔的声反射来研究其几何结构（最小横截面积和鼻腔容积）[10]。通过 AAR 记录两个参数，即从鼻孔到鼻咽部的压力梯度和流量。由于堵住鼻孔后鼻腔内没有气流，故鼻孔内的压力等于鼻咽部的压力，因此通过堵住一侧鼻孔并测量该侧鼻腔的压力，可测得鼻咽部压力。1984 年，鼻阻力测量标准化委员会（Standardization Committee on Rhinomanometry）发布了以下关于标准化鼻阻力测量的声明[11]，即压力梯度测量的基本方法是胶带技术，该技术可在密封鼻孔的同时最低限度地使鼻孔变形且易于操作。使用面罩通气检测也是一种选择，其优点是很少引起鼻阀变形、鼻孔处很少渗漏。可以采用任何一种不会导致鼻子变形和漏气的面罩。面罩应当是透明的，以便观察并排除鼻孔变形或压力管扭折；同时需对设备进行校准，该操作需使患者处于平静呼吸、坐位、放松状态且已适应周围环境温度一定时间。x-y 轴的记录方法能够最好地显示压力梯度与流量的关系。阻力最好以 150Pa 的固定压力表示，流量以 cm^3/s 表示。

AAR 自首次引进至今已有 35 年余的历史，尽管国际标准化委员会进行了努力，加入了计算机分析结果，不同作者也就方法学问题的解决及技术装置的实现进行了研究，但其临床应用仍然是一个有争议的值得讨论的话题[12]。

实际上，标准化问题不仅仅局限于参考变量（在 150Pa 的固定压力下以 cm^3/s 为单位测量的流量），还包括对结果有决定性影响的一些方面；其中，探头的使用方法并非微不足道，恰恰相反，这对收集到的数据的可靠性非常重要。这一过程比较精细，是整个测试的关键，完全取决于检查者的专业知识。因此，检查者经验和专注程度可能是正面或负面影响检测有效性的变量。

然而，最大的问题是检测到的鼻塞 / 通畅程度的主观感觉，与用鼻阻力测量仪记录的客观参数和内镜图像经常存在差异。

这种现象很普遍，并且也会影响功能性手术的结果。Dinis 和 Haider[13] 报道称，一些严重鼻塞患者鼻中隔偏曲程度较轻，而另一些有严重鼻中隔畸形的患者鼻塞症状则较轻。

据研究报道，26%～94.4% 的患者术后鼻塞症状改善，其取决于随访时间和结果评估方法[14, 15]。综合考虑主观性评估手段，如鼻塞症状评估量表（nasal obstruction symptom evaluation scale，NOSE）、鼻阻力和鼻声反射记录的客观参数、患者病史和客观检查结果，可以认为当存在一侧或两侧解剖异常，并伴有持续性鼻塞症状时，可通过检查确定狭窄的类型和位置；过敏性或血管运动性鼻炎的主要特征是交替性鼻塞，患者在病史和检查中存在非脓性分泌物和刺激物，可通过鼻阻力测量结合鼻减充血试验确定鼻甲黏膜的肿胀程度。

萎缩性鼻炎被定义为"一种以进行性鼻黏膜萎缩、鼻腔结痂、恶臭和鼻腔扩大及矛盾性鼻塞为特征的慢性鼻腔萎缩性疾病"[16]。在这种情况下，患者的主观感觉与客观参数、内镜图像的差异非常明显（图 7–3），此症状被定义为"矛盾性鼻塞"。虽然患者主诉的鼻塞或呼吸急促无法被客观证实，但并不意味着不存在机体异常所导致的真实症状。根据目前已知的鼻腔生理机制和物理学规律，鼻黏膜萎缩改变了鼻阀区域的结构和动力学，使鼻阀区无法通过层流传输空气。湍流穿过过宽的鼻腔可导致患者产生阻塞感且在三叉神经温度感受器无法感知正常气流时可加

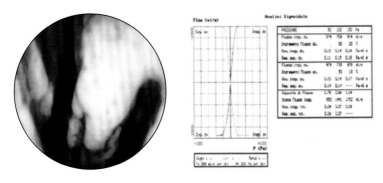

▲ 图 7-3　下鼻甲萎缩的内镜图和相应的鼻阻力测量图

重。因此，由于鼻甲萎缩引起相关感觉神经的丧失，萎缩性鼻炎患者的确会主诉鼻塞。在这种情况下，测定黏膜纤毛转运时间或新推荐的动态冷却参数，可作为萎缩鼻黏膜和鼻塞感的临床评估工具。

目前推荐使用四相鼻阻力测量法（four-phase rhinomanometry，4PR）评估鼻塞，这种方法使用整个呼吸周期中连续记录的数百个阻力来计算鼻气道阻力[12]。4PR 最重要参数之一是整个呼吸的有效阻力（Reff）及其对数值（logReff）。4PR 的优点是不必在压力 – 流量曲线上达到指定压力，因此所有患者都会有测量结果[17]。两项比较鼻部疾病患者的 4PR 和 PNIF 的不同研究发现，这两种检测方法的结果具有可比性，其中 PNIF 与鼻部症状的相关性优于 4PR。两项研究均得出了鼻吸气峰流量（peak nasal inspiratory flow，PNIF）价格便宜、快捷、简便、可靠，在实际操作中较 4PR 具有优势，可在日常实践中用于评估鼻塞症状的结论[18, 19]。

尽管最近有人提出，ENS 患者的鼻塞感可能与三叉神经功能受损有关，而不是单纯的鼻腔气流阻塞，但鼻腔阻力 / 流量的测定仍然很重要，可证明患者并无鼻腔气流阻塞[20, 21]。

据我们所知，尚无对萎缩性鼻炎患者使用 PNIF 或 4PR 的研究，但有对萎缩性鼻炎 /ENS 患者进行经典的鼻阻力测量的研究。

鼻阻力测量被用于研究中鼻甲部分切除术对 AAR 测得的鼻阻力的影响，Cook 等[22] 观察到这些患者的鼻阻力显著降低，同时鼻腔气流显著增加，然而缺乏对患者主观症状的评估。鼻甲手术中、下鼻甲切除术后出现萎缩性鼻炎更多见[23]。Passali 等[24] 评估了不同方法治疗下鼻甲肥大的疗效，发现在接受下鼻甲切除术的 45 例患者中 22% 出现萎缩性鼻炎，虽然 AAR 结果显示患者的鼻塞改善明显，但鼻黏膜表现为黏膜纤毛清除障碍、IgA 分泌率减少、总体加温加湿能力降低，故认为下鼻甲切除术后鼻腔气流增加可能导致鼻腔分泌物过度干燥和结痂。

鼻阻力测量还被用于评估萎缩性鼻炎患者鼻腔治疗的疗效。最近，Testa 等[25] 通过 AAR 评估 α- 生育酚乙酸盐在萎缩性鼻炎患者中的作用，结果显示鼻腔气流显著增加，证明了 AAR 在评估萎缩性鼻炎中的作用。在一项关于空鼻症手术治疗方法的系统回顾中，Leong[26] 认为鉴于病情复杂且失败率高（高达 21% 的患者仅有轻微改善），在进行外科干预之前需进行主观评价并客观测量鼻阻力，以证明手术效果。

三、嗅觉检测技术在萎缩性鼻炎中的应用

嗅觉障碍是指由于周围性或中枢性疾病引起的嗅觉改变。由于疾病可引起定性和定量的损伤，因此嗅觉障碍也可随之分为两类，即定量的嗅觉障碍分为嗅觉减退、嗅觉丧失和嗅觉过敏，定性的嗅觉障碍可分为嗅觉倒错、恶臭、幻嗅、老年性嗅觉减退。定量的嗅觉障碍（尤其是嗅觉减退和丧失）在嗅觉障碍中最多见。嗅觉减退和丧失可分为中枢性和外周性两种，而嗅觉丧失又分为机械性和感觉性。机械性嗅觉丧失是指神经上皮、呼吸系统和嗅觉中枢正常，由于鼻黏膜炎症、通气不良或其他病理变化导致气体分子载体无法运输到外周感受器而引起的嗅觉丧失。感觉性嗅觉丧失继发于神经上皮、嗅区和嗅觉中枢的改变，它可以单独出现，也可与机械阻塞性病变共存形成混合型嗅觉丧失。我们认为，萎缩性鼻炎引起的嗅觉改变应属于混合型。嗅觉障碍也可出现于有精神疾病的患者或长期接触可能引起黏膜或神经病变的化学物质的患者（职业性嗅觉障碍），还有一些综合征和疾病可能出现嗅觉丧失，如先天性嗅神经发育不全（通常是与三叉神经发育不全相关）、Klinefelter 综合征、Turner 综合征、von Willebrand 综合征和

Kallmann 综合征。嗅觉障碍也可由不当的医疗和外科操作引起，如筛骨骨折、鼻中隔偏曲、创伤后萎缩性鼻炎、瘢痕性狭窄和挛缩，以及总体嗅区黏膜的改变[27, 28]。一些药物也可引起嗅觉障碍，如含有短杆菌素、新霉素或乙酰胆碱等化学物质的鼻腔喷雾剂、血管收缩药、抗组胺药、吗啡和链霉素等。

嗅觉检测技术的系统修订（已研究了 40 多年）目前仍无定论，客观嗅觉检测仍然是未来的目标[29]。

从个人经验来看，要强调在进行主观嗅觉测试的同时需结合影像学、鼻纤维镜检查、采用鼻内减充血试验的鼻功能检查，可借此区分传导性和（或）混合性嗅觉障碍与感觉神经性嗅觉障碍。

我们使用 Sniffin Sticks® 嗅觉测试法进行阈值试验（threshold test）、辨别试验（detection test）和鉴别试验（identification test）。所有这些试验之前都要进行完善的鼻功能检查，尤其不要忘记通过鼻阻力测量鼻腔的气流和阻力，并对鼻腔使用减充血药（每个鼻孔 2 撅起效快的鼻内减充血药，如萘甲唑啉），以使气味扩散至嗅觉上皮。通过带毡尖的笔来散发气味。这些嗅笔长度约为 14cm，内径为 1.3cm。笔尖装有 4ml 液体嗅剂或溶于丙二醇的嗅剂。使用时打开嗅笔帽，将笔尖置于距离鼻孔约 2cm 的位置，持续 3s。正丁醇的气味阈值使用单梯度三点选配法（three-alternative forced choice，3-AFC）进行评估。正丁醇溶液从浓度 4%（以去离子水为溶剂，稀释比为 1 : 2）开始按阶梯浓度制备 16 支稀释液。3 支嗅笔以随机顺序排列，2 支含有溶剂，第 3 支含有嗅剂。患者需辨认出含有气味的嗅笔。每 3 支笔测试间隔约 20s。如果连续两次测试都正确识别出气味，则进行低稀释浓度测试。8 个拐点中最后四个的平均值即为阈值。受试者的得分为 0～16。气味辨别试验同样使用 3-AFC，3 支嗅笔按随机顺序测试，其中 2 支含有相同的气味，另 1 支含有不同的气味。受试者需确定 3 支笔中的哪支闻起来不同。每 3 支笔测试间隔为 20～30s。每支笔测试间隔约为 3s。共测试 16 组笔，故受试者的得分范围是 0～16。进行阈值试验和辨别试验时，受试者会被蒙住眼睛以防止视觉识别。鉴别试验评估的是 16 种常见气味。

采用多项选择法，每组列表中包含 4 个描述词，从中鉴别出单个气味。每种气味测试的间隔时间为 20s 或 30s。同样，受试者的分数在 0～16。最后，我们得到 TDI（threshold discrimination identification）得分（阈值、辨别和鉴别），范围为 0～48。TDI 值＜15 表示嗅觉丧失，＜5 则认为数据不可靠[30]。

萎缩性鼻炎引起的嗅觉障碍常被提及，但相关研究较少，精心设计的研究方案更少。其中，2012 年 Huart 等[31] 对 9 例患者进行了测试，通过 Sniffin Sticks 测试法进行嗅觉功能的心理测试（前鼻和后鼻）及化学感受器功能测试（前鼻和后鼻），即通过化学感受器相对特异的嗅觉刺激（2- 苯基乙醇）和三叉神经刺激（CO_2）诱发晚期近场 ERP。他们得出结论，嗅觉功能的丧失可能是由多种原因造成的，尤其是三叉神经 ERP 反应的缺失可能是由于切除了下鼻甲和（或）中鼻甲。此外，应用化学感受器测试和 ERP 可以对萎缩性鼻炎患者进行客观嗅觉损害评估，并且作者提出了另一个争议性的话题，即不应通过根治性手术尤其鼻甲切除术治疗鼻塞。

我们认为，萎缩性鼻炎患者常因矛盾性鼻塞、鼻腔气流改变、鼻黏膜干燥及继发的上皮化生出现嗅觉障碍。鼻后嗅觉的改变常造成味觉障碍。

从法医学角度来看，建议在延长黏膜纤毛运输时间、测量前鼻主动阻力后进行主观嗅觉测试，以进行更为客观的诊断[32, 33]。

四、结论

ENS 是一种伴随潜在矛盾性鼻塞现象的疾病。然而，ENS 与临床相关性的程度尚不清楚，因为只有极少数接受根治性切除的患者会出现长期并发症，这表明还有其他遗传和环境因素在起作用。ENS 的病因尚不明确，无法通过客观指标进行诊断，进一步推测其可能与鼻神经病变或心理社会因素有关。截至目前，ENS 仍然是一个有争议的话题，值得通过长期观察的前瞻性研究来进一步探讨。

第 8 章 计算流体动力学：能否构建一个鼻腔流体的真实模型

Computational Fluid Dynamics: Is It Possible to Produce a Real Model of the Nasal Flux?

Barbara Flora　Paolo Di Nardo　Francesco Maria Passali

Mariapia Guerrieri　Stefano Di Girolamo　著

赵　新　徐　婷　译

缩略语

CFD	computational fluid dynamics	计算流体动力学
ENSQ6	empty nose syndrome 6-item questionnaire	空鼻综合征 6 项问卷
NO	nasal obstruction	鼻塞
PNIF	peak nasal inspiratory flow	鼻吸气峰流量
SNOT	sinonasal obstruction test	鼻阻塞测试
VAS	visual analogue scale	视觉模拟量表

一、概述

慢性鼻塞是一种很常见的症状，它困扰着全球 10%～20% 的患者[1]，引起鼻塞的原因很多，包括鼻中隔偏曲、鼻甲肥大、过敏性鼻炎或 ENS 等。目前尚无客观的标准化方法明确鼻塞的部位与程度。

CT 或 MRI 的影像数据可以显示鼻塞的性质，但与通过空气流量来量化的评估结果不一致。

鼻塞可以使用主观评估工具（如视觉模拟量表、症状评分、标准化问卷）或客观评估工具（如主动前鼻阻力测量、鼻声反射、PNIF）进行评估。

在日常实践中，定义鼻塞最常用的方法是通过鼻部症状或生活质量问卷［如 SNOT、ENSQ6、视觉模拟量表（visual analogue scale，VAS）］进行主观评估[2]。

客观测量方法，如前鼻阻力测量、鼻声反射和 PNIF 是最常用的工具[3]。

二、目前评估鼻阻力和鼻通畅性的方法

这些工具可以评估鼻塞的程度，但存在几个争议点。如果对每种方法进行分析，便会发现其中存在一些缺点。

（一）鼻阻力测量

鼻阻力测量用于检测呼吸过程中的鼻腔压力和气流，被认为是测量鼻气道阻力和评估鼻腔通畅度的标准方法，可提供总鼻阻力的信息，但未提供单侧鼻腔的信息，也无法评估鼻阀塌陷。检测过程需要经过一些训练，其结果受操作者的影响较大，这意味着结果并不是标准化的[4]。

最关键的问题是患者症状与客观测量结果缺乏相关性。这对空鼻症患者尤为重要，因为其主诉所谓的矛盾性鼻塞而鼻腔阻力则较低[5]。

ENS 患者的"矛盾性鼻塞"可能是由于继发于鼻腔内侧壁或外侧壁破坏的气流改变。鼻黏膜的解剖变化引起流体动力学出现湍流模式，导致鼻黏膜所受刺激发生变化，这种特殊情况可使用计算流体动力学（computational fluid dynamics，CFD）精确评估（图 8-1）。

（二）鼻声反射

Augé 等指出"鼻声反射操作快捷，无须患者配合。2005 年，欧洲鼻科学会鼻气道客观评估标准化委员会对其制订了标准"[6]。

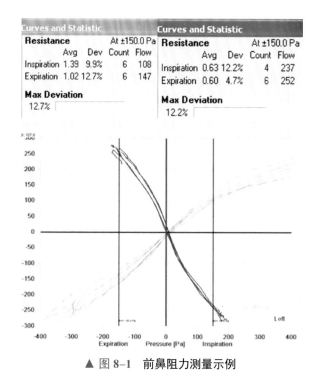

▲ 图 8-1　前鼻阻力测量示例

　　鼻声反射是一种简单、无创、无痛的检查方法，它利用声音信号的反射来测量鼻腔的横截面积及容积。鼻声反射进行鼻道的解剖学描述，而鼻阻力测量则进行呼吸周期中压力 - 流量关系的功能性测量。鼻声反射对于研究解剖学标志或验证气道在给药后的变化颇有意义。其原理是扬声器产生的声波沿着一根管道传到鼻腔后产生反射。声波脉冲将反射回麦克风，反射延迟时间由电脑以图形方式记录。

　　鼻声反射测量结果与 CT 扫描结果及鼻阻力测量得到的气道阻力关联性很好，但当黏膜充血或有鼻息肉时测量结果不准确。

　　图 8-1 分析了整个气道，可显示阻塞的部位与严重程度并可评估治疗是否成功及其结果 [7]。

　　这种方法的主要优点在于无创，并实时测量鼻腔横截面积与鼻道长度。该检查可在诊所或医院进行。横截面积也可以用从下鼻甲到两侧鼻道融合成一体前 7cm 区域的鼻道面积来表示（图 8-2）。

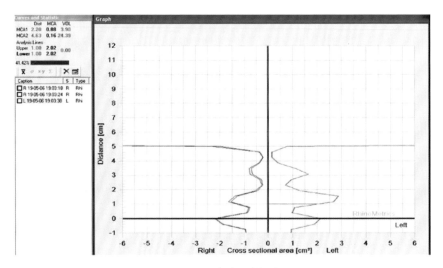

▲ 图 8-2　鼻声反射示例

（三）鼻吸气峰流量

PNIF 是在引入测量经口呼气峰流量（peak expiratory flow，PEF）时提出的。PEF 是一种较为有效的监测哮喘患者气道狭窄的工具，其目的是评价鼻腔通畅情况。可通过便携式流量仪，如 Youlten 峰值流量仪测量 PNIF 和（或）通过微型 Wright 峰值流量仪测量鼻呼气峰流量（peak nasal expiratory flow，PNEF）。

检查时用一种面罩罩住鼻部（不能接触）并让患者闭上嘴，鼓励患者尽可能用力、快速地通过面罩吸气，并让嘴巴从上个呼气末开始保持闭合（残气量法）。获得 3 次满意的最大吸气量数据，其中最大值为 PNIF。PNIF 应在站立位进行测量，因其与 PEF 测量值一样，站立位较坐位数值高（女性患者尤为明显）。随着不断地练习，PNIF 可逐渐增加，尤其是在第一次尝试之后。因此，在正式进行 3 次测量之前，让患者多次尝试尤为重要；这是一种廉价、快速、便携、简单的技术，不依靠计算机分析数据，具有良好的重现性，其相关系数高达 92%，并可直接测量与鼻塞相关的鼻腔流量[8]（图 8-3 和图 8-4）。

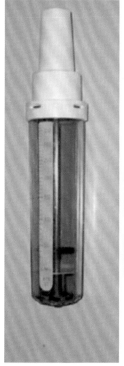

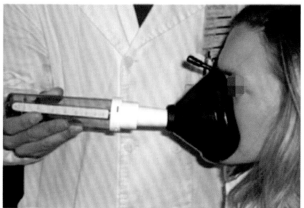

▲ 图 8-3 微型 Wright 鼻吸气峰流量仪

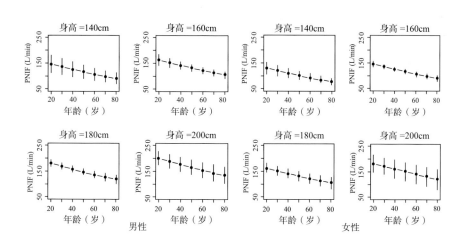

▲ 图 8-4 特定年龄（岁）和身高（cm）的北欧高加索男性和女性鼻吸气峰流量平均值

三、计算流体动力学

就目前的分析很容易发现客观测量鼻腔通畅度和阻塞度仍然缺乏标准。

在这种背景下，计算流体动力学诞生了，该领域的第一篇论文发表于 1995 年。

这项技术是将工程学应用于鼻腔流体力学，根据患者的 CT 扫描结果进行数据分析从而进行鼻腔气流的数值模拟。

CFD 已经广泛应用于其他医学领域，如心脏病学，甚至是模拟外科手术（虚拟手术），尤其是颌面外科手术[9]。

该方法使用特定的软件（Mimics、GAMBIT、ITK-SNAP 等）[10, 11]，可进行有价值的鼻腔三维重建，然后使用流体分析软件模拟鼻腔气流情况。此外，使用数学模型（Navier-Stokes 方程）可以很好地再现稳态下的鼻腔流体[12]。

我们可以评估一些之前未涉及的变量，如壁面剪应力（wall shear stress，WSS）——鼻黏膜表面的气流摩擦力、气流速度、鼻黏膜的温度和湿度及气压。不同的研究证实 CFD 模拟结果和鼻阻力测压数据结果具有可比性[13]，这些参数代表了新的变量，扩大了对鼻腔的认识，让我们深入了解了黏膜对药物的反应，帮助模拟手术和预测手术效果。

尽管作用无可争辩，CFD 仍然没有常规临床使用。事实上，欧洲意见书并不认为这是一种有价值、具有可比性的检查方法。CFD 需要一个复杂而耗时的过程以获得结果并设计模拟。

该方法需要一个先进的工程软件，其中最常用的软件是 Ansys 19.1 中的 FLUENT，较新的软件是 Diana[14]。

鉴于近年来 CFD 越来越受欢迎，临床医生与工程师们正在合作开发一种更容易使用的软件。

（一）计算流体动力学在鼻腔手术评估中的应用及未来展望

为了更好地了解 CFD 在鼻部的研究现状，我们对其进行了文献综述。

目的是了解 CFD 在鼻腔测量中的应用如何帮助耳鼻咽喉科医生进行术前规划和预测术后结果。

自 2019 年 11 月至 2020 年 3 月，3 位不同的研究者分别通过关键词 "CFD" "computational fluid dynamics" 和 "ENS" 在 PubMed 搜索了相关文献。重点是那些收集了因鼻塞接受鼻腔手术（鼻中隔成形术或鼻甲成形术）患者的资料的文章，主要排除标准是出版年份，2005 年前发表的文章被剔除。2008—2020 年，共有 357 篇相关论文发表，其中 50 篇值得引起注意。这些文章，聚焦最新的 CFD 技术，特别关注手术模拟的可能性。最新的 CFD 软件可用 CT 影像数据对患者鼻腔进行三维重建，因此可以虚拟地执行和比较不同类型的操作，以预测在鼻气流方面的最有效结果[15]。

这一过程仍然复杂并具有挑战性，但结果令人鼓舞。第一篇关于健康受试者进行这种鼻腔虚拟手术的文章由 Zhao 和 Jiang[16] 于 2014 年发表（图 8-5）。

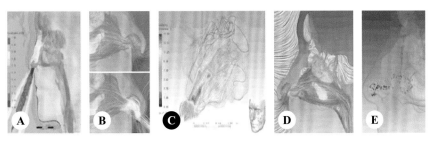

▲ 图 8-5　计算流体动力学评估鼻腔流体的示例
A. 温度；B. 流速；C. 鼻腔和鼻窦气流分布；D. 气流方向；E. 压力

未来，使用 CFD 进行虚拟手术使外科医生可以为患者设计真正个体化的鼻部手术[17]。关于这方面，Burgos 等[18, 19] 于 2018 年已经开发出一个综合的计算平台进行手术模拟，以获得最佳结果。此外，虚拟手术不仅在术前咨询和手术计划中举足轻重，也可作为一种全新的教学工具；还有一种可能性也不应被忽视，那就是我们可以通过鼻腔三维模型将特定患者的症状与解剖相关联，以区分器质性病变和功能性病变甚至是心理障碍[20]。

现代研究的目标是通过基于 CFD 创建的鼻腔三维模型，探索以不同变量评估创建动态混合运动模型的可能性，这些变量可以重现呼吸动力学过程中流体的生理变化。这将会是一个巨大的挑战，但可以让我们更好地了解鼻呼吸周期以及鼻阀塌陷、鼻翼塌陷对鼻周期的影响，这些信息将对药物释放、沉积速率以及黏液溶解的分析提供帮助，并提供更多关于黏液纤毛清除的机制的相关信息[21]。

将来，人们将有望创建一个大型数据计算存储系统，通过它可以实现人工神经网络以提供快速、可替代的 CFD 解决方案，最终简化决策过程。

通过数字孪生技术的运用，将该网络连接到外科手术机器人，可以使个体化医疗迈向新时代，并更好地标准化手术程序和预测结果[22]。

（二）局限性

由于辐射，并不是每个有鼻塞症状的患者都能接受 CT 扫描。CFD 测量还需要花费大量的时间且需一名熟悉软件使用的互联网技术专家在场，医生们并不太会使用这些软件。

此外，还需要注意的是，数学公式和计算机分析不能预测诸如外科医生的能力、黏膜愈合过程，以及对鼻塞的主观感觉等变量，每位患者的具体情况也是不可预测的，但这却是影响最终结果的至关重要的变量。

第 9 章　CT 和磁共振成像在萎缩性鼻炎诊断中的作用

Imaging: The Role of CT Scan, Cone-Beam and MRI in the Diagnosis of Atrophic Rhinitis

Guglielmo Manenti　　Antonello Calcagni

Sofia Vidali　Colleen Patricia Ryan　著

巢长江　尤建强　译

一、萎缩性鼻炎诊断性影像学检查概述

萎缩性鼻炎是一种以广泛鼻黏膜萎缩、骨侵蚀最终导致鼻腔扩大为特征的疾病[1]。

根据不同的病因,萎缩性鼻炎可分为原发性萎缩性鼻炎即臭鼻症,或者各种诱发因素导致的继发性萎缩性鼻炎,如鼻腔手术、头部放射治疗、创伤、感染、肉芽肿或其他全身性疾病;临床表现包括鼻塞、异常鼻堵、结痂和鼻出血。临床上疑诊萎缩性鼻炎时,需要通过深入而精确的客观内镜检查及最终的诊断性影像学检查进行诊断评估以确诊[3-5]。

在对鼻腔的研究中,耳鼻咽喉科专家可借助诊断性成像获得额外的信息支持临床诊断。因此,首先需进行临床鼻腔镜检查,然后根据获得的结果和怀疑的病症,选择最合适的影像学技术[5]。

放射检查不仅能提供关键性的诊断依据,还为耳鼻咽喉科专家规划临床手术治疗提供了局部骨性解剖、黏膜和软组织的完整可视化影像,从而明确临床有时无法评估的疾病的确切程度和可能侵及的相邻结构。此外,在手术治疗过程中,影像可以作为实时指南。在特定的

条件下，内镜手术中可以采用实时图像导航系统提供完整的实时解剖导航和鼻腔全景视图，当解剖结构存在既往手术破坏、意外创伤或发育异常时，这种方法尤其有用[6]。

影像学对于精确确定病变范围至关重要，还可以用来评估外科手术/药物治疗的有效性，并在随访中明确疾病是否有进展[7]。

二、萎缩性鼻炎的诊断性影像学

目前可用于鼻腔研究的诊断性影像学技术包括放射 X 线片、多排 CT、锥束 CT 和 MRI，这些都是诊断的金标准。

传统的鼻腔 X 线检查为初级方法，应用广泛且非常便利，但像鼻腔这样复杂的骨致密区域，X 线解剖分辨率低，因此对于萎缩性鼻炎的诊断和随访来说是一种次选成像工具[8]。

（一）计算机断层扫描在萎缩性鼻炎中的应用

在过去几年内，随着性能的提高和更高效机器的研发，CT 扫描已可在很短的时间内取得高质量的三维图像。

多排 CT 扫描可有效分辨结构和组织的空间和形态差异，在生理表征和病理解剖变异方面具有较高的准确性、敏感性和特异性；它可以研究体积大的对象，空间分辨率＜1mm。进行鼻腔成像时，患者需俯卧于检查台，使头部先进入机器，根据头部投影确定扫描区域，应包括额窦顶部和整个硬腭。应行层厚为 3mm 的轴位和冠状位扫描，以获得高质量的二维图像（图 9-1）。轴向扫描应与硬腭平行。将采集到的二维图像进行矢状位重建[9]，得到精细处理的三维图像完成成像过程（图 9-2）。

MSCT 扫描仍然是一种快速便利的技术，不同年龄的患者耐受性良好，甚至可用于危急的临床情况[8]。

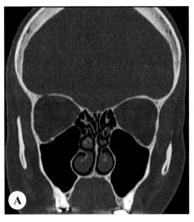
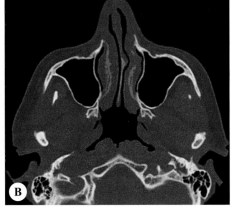

▲ 图 9-1　正常鼻腔的 CT 图像

A. 冠状位；B. 轴位

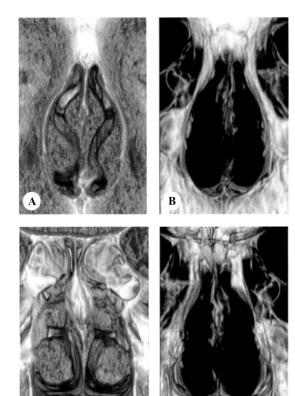

◀ 图 9-2　正常鼻腔的三维重建

A 和 B. 前后视图；C 和 D. 后前视图。不同阈值评估软组织（A 和 C）及骨结构（B 和 D）

然而，CT 扫描相关的辐射剂量（即使是最先进的辐射剂量相当有限的机器也为 990～1160μSv）和成本使其不适合作为一线诊断工具[10]。必要的诊断过程是根据患者的病史记录、临床症状和内镜检查做出初步诊断，如果高度怀疑萎缩性鼻炎，可以进行 CT 扫描证实。事实上，CT 可以很好地显示鼻内骨、软骨和黏膜结构，如鼻腔鼻窦各壁和鼻甲，其既可以证实内镜下的发现，也可以为不同情形的病因鉴别提供信息[10]。

锥束 CT 是一种在旋转台中使用二维探测器对目标进行体积扫描的技术。与结合单个平面重建最终的多维视图的传统 CT 成像不同，锥束 CT 可直接三维成像[11]。该技术允许使用更小和更价廉的机器组件（在采集过程中不需要患者移动）、更有效的 X 线利用率，以及更低的剂量管理（68～368μSv，而不是 990～1160μSv）和能量消耗，从而持续降低成本[12, 13]。但是，它的扫描时间不短，而且即使是微小的移动也会影响成像质量。这使得这项技术特别适合研究基本固定的头部结构，但可能不适合依从性差的患者，如儿童以及患有认知障碍或运动障碍的患者[14]。此外，因金属体邻近组织的解剖分辨率普遍下降，故扫描可受到金属物品的影响。因口腔和鼻腔区域由小的紧密连接的结构组成，故以上特点使得该技术对该区域的病变诊断尤为重要[15]。

1. 萎缩性鼻炎的计算机断层扫描适应证

存在以下临床症状高度怀疑萎缩性鼻炎时，应进行鼻腔 CT 扫描（MSCT 或 CBCT）[3-5]。

- 慢性鼻窦炎、干鼻综合征的征象，如鼻塞、黏膜干燥、鼻腔结痂、鼻出血、嗅觉障碍（包括恶臭）、瘙痒或烧灼感或鼻部疼痛、面中部胀满感。

- 病史与继发性萎缩性鼻炎相关疾病和情形有鼻部手术史、头部放疗史、可卡因成瘾史、腐蚀剂暴露史、结节病、GAP、结核病、冷球蛋白血症、瘢痕性类天疱疮、白塞病、复发性多软骨炎、干燥综合征、克罗恩病（肠外型）、囊性纤维化、Stewart 肉芽肿、梅毒、麻风病、利什曼病、鼻硬结病、外胚层发育不良。

- 内镜有以下表现。

  ① 鼻腔扩大到后鼻孔。

  ② 黏膜改变（干燥、萎缩、营养不良、溃疡、结痂）。

  ③ 鼻甲和鼻腔壁破坏或发育不全。

  ④ 术后结构改变。

  ⑤ 鼻中隔不连续。

  ⑥ 黏膜和骨软骨结构糜烂。

  ⑦ 粘连。

  ⑧ 结节状改变。

2. 萎缩性鼻炎的计算机断层扫描和锥束计算机断层扫描表现

- 萎缩性鼻炎有以下放射学表现 [4, 5, 16-18]（图 9-3）。

  ① 鼻窦黏骨膜结构增厚（图 9-3B 中的星标）。

  ② 窦口鼻道复合体破坏，但不属于继发性破坏再吸收现象。

  ③ 上颌窦发育不全。

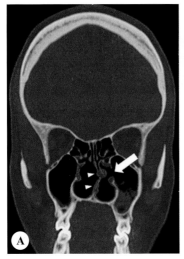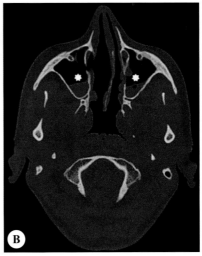

▲ 图 9-3　萎缩性鼻炎患者 CT 图像

冠状位（A）和轴位（B）图像示下鼻甲和中鼻甲缺失（箭头）伴鼻腔扩大、鼻窦黏膜增厚（星标）、鼻腔侧壁侵蚀（箭）

④ 鼻腔扩大伴鼻腔侧壁侵蚀（图 9-3A 中的箭）。

⑤ 中、下鼻甲骨质破坏和黏膜萎缩（图 9-3A 中的箭头）。

- 继发性萎缩性鼻炎也可出现以下表现，但不常见[3]。

① 下鼻甲切除术后鼻音化：术后患者。

② 骨软骨和黏膜萎缩、粘连：结节病。

③ 骨质和软骨侵蚀、骨硬化：GAP。

④ 广泛的黏膜和骨骼破坏、肉芽肿：鼻结核。

⑤ 软骨结构破坏：复发性多软骨炎。

⑥ 鼻甲、鼻窦壁、鼻中隔和鼻锥体广泛的破坏性病变：克罗恩病。

⑦ 黏膜增生 / 鼻息肉：囊性纤维化。

⑧ 邻近结构的广泛破坏，如眼眶：Stewart 肉芽肿。

⑨ 侵及颅底的骨重塑：放射治疗后。

⑩ 鼻与鼻咽的粘连：腐蚀性。

（二）磁共振成像在萎缩性鼻炎中的应用

MRI 时，静脉注射或不注射钆 DTPA（GD）都可以获得详细的鼻窦图像，可提供更多鼻窦内的软组织信息以及临床无法评估的病变过程中局部结构的可疑受累。而 CT 扫描可以更充分地观察骨性结构[19]。

MRI 的静态磁场（CMS）和射频脉冲诱导分子内氢核的运动。不同组织结构发送不同的射频脉冲，其摄动和振幅的时间、方式不同，信号特征也不同，为在空间的多个平面上生成图像提供了必要的数据。鼻黏膜血管丰富，信号特征类似于水的上皮（T_2 加权图像显示高信号），这一特征可以与病理改变明确区分[20]。

获取 T_1 和 T_2 加权图像同时抑制脂肪组织信号，可以提高所获得图像的对比度分辨率。应在 3 个平面进行成像，扫描平均厚度为 3mm[21]（图 9-4）。

在萎缩性鼻炎病例中，MRI 证实鼻甲萎缩、骨侵蚀和鼻腔侧壁凸出导致的鼻腔扩大很明显。在这种情况下，黏膜层清晰可见的减少。此外，淤血显示为高信号[22]（图 9-5）。

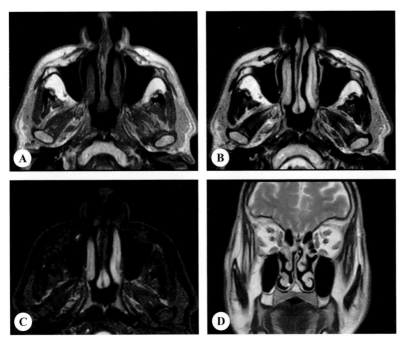

▲ 图 9-4　正常鼻腔标准 MRI 图像

A. 轴位 T_1 加权图像；B. 轴位 T_2 加权图像；C. 轴位 T_2 压脂图像；D. 冠状位 T_2 加权图像。这些序列可以评估正常黏膜厚度、信号强度（高 T_2 加权信号）和鼻甲的详细解剖结构

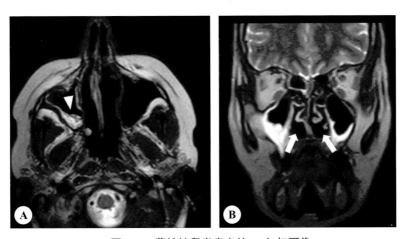

▲ 图 9-5　萎缩性鼻炎患者的 T_2 加权图像

轴位（A）和冠状位（B）图像示下鼻甲缺失（箭）、鼻腔扩大和鼻窦黏膜增厚

然而，这项检查并非适用于所有患者，MRI 不兼容的金属装置或严重的幽闭恐惧症是禁忌证。鼻腔检查还发现一个局限，即金属种植牙尤其是在使用强磁场时可引起严重的伪影（1.5～3T）。此外，患者的移动严重影响检查的图像质量，在成像的 30min 左右，如果患者不能保持静止，检查就容易失败。

MRI 是 CT 的替代检查方案，适用于一些为了避免辐射暴露的年轻检查者，但与 CT 相比其检查时间长、费用高，因此是 AR 诊断过程中的二线选择。

第四篇　萎缩性鼻炎的治疗
Treatment of Atrophic Rhinitis

第 10 章　萎缩性鼻炎：药物治疗

Atrophic Rhinitis: Medical Treatment

Codrut Sarafoleanu　Elena Patrascu　著

吴革平　马行凯　译

一、定义

萎缩性鼻炎是一种病因未明的鼻黏膜和鼻甲骨进行性萎缩的慢性疾病。因此，鼻腔内会出现恶臭性分泌物，伴有特定的臭味（臭鼻症）、鼻塞或鼻腔结痂、鼻出血、嗅觉丧失和口臭。随着病情进展，可能并发慢性咽炎，分泌性中耳炎或鼻部畸形[1]。各个国家发病率不同，一般人群的发病率为 0.3%～7.8%，亚洲地区的发病率较高[2, 3]。Fraenkel 在 1876 年首次描述了萎缩性鼻炎表现为鼻腔结痂、鼻黏膜萎缩，以及特定气味三联征[4, 5]。

二、病因学

目前，萎缩性鼻炎在大多数情况下为排除性诊断。理论上，该病的病因可分为原发性和继发性两大类，前者是指疾病新发生，后者是指由其他原发疾病引起[6]。

目前认为大多数原发性萎缩性鼻炎的病因是臭鼻克雷伯菌感染[6]，还有其他因素可能引发萎缩性鼻炎，如遗传性疾病、慢性鼻炎或鼻窦炎、营养损失和自身免疫性疾病等。其他与萎缩性鼻炎发病机制相关的细菌病原体有铜绿假单胞菌、臭鼻球杆菌、类白喉杆菌、流感嗜血杆菌、黏膜芽孢杆菌或百日咳杆菌，以及变形杆菌类[4, 7-10]。

继发性萎缩性鼻炎由慢性感染引起，如鼻硬结病、梅毒、麻风病、狼疮，或者过度手术切除下鼻甲或鼻中隔出现 ENS [11, 12]。

三、治疗

萎缩性鼻炎治疗的目的是消除其致病因素、湿润鼻黏膜、清除鼻痂、改善鼻和鼻窦黏膜功能 [13]。具体来说，恢复黏膜水润和尽量减少结痂是治疗的两个主要目标，应根据疾病的病因进行个体化治疗。

为了改善萎缩性鼻炎患者的症状，目前有多种治疗方法可以使用，包括局部药物、全身治疗和手术治疗。

对于医源性萎缩性鼻炎，最重要的一步是预防和限制过度切除鼻甲或鼻中隔。如果是全身性疾病导致的鼻黏膜萎缩，专科医师应根据病情的严重程度，采取针对性的系统治疗，防止鼻黏膜和骨结构的不可逆破坏，最大限度地减少鼻腔结构的进行性不可逆性破坏。

治疗药物包括抗生素，如抗结核药（用于治疗结核病）、全身性糖皮质激素（用于 GAP 或结节病），以及免疫抑制药（如环磷酰胺、甲氨蝶呤、英夫利昔单抗或硫唑嘌呤），可作为全身性疾病的辅助治疗。

萎缩性鼻炎有多种对症治疗方法，其中包括鼻腔冲洗、局部软膏、局部或全身抗生素、去除硬痂和消除促使黏膜萎缩的因素等。

萎缩性鼻炎治疗中最重要的步骤是鼻腔冲洗，既可消除鼻痂，又可防止鼻黏膜干燥。为了达到有效治疗，每天应进行多次冲洗 [14-16]。

萎缩性鼻炎尽管存在多种治疗方法，但治疗效果并不令人满意，而且目前尚无标准化治疗方法，主要是依靠经验性治疗 [1, 17]。从患者的角度来看，长期维持治疗是困难的，在大多数情况下，症状略有改善。

有几种类型的冲洗和治疗方法可供选择，在下文中进行详细介绍。

（一）鼻腔冲洗

最常使用的冲洗液是具有抗菌和杀菌作用的碳酸氢钠和二硼酸钠

的等比混合物及等渗氯化钠，推荐使用该冲洗液 3～6 周。鼻部症状的评估结果显示，鼻腔冲洗可产生显著的主观改善效果。鼻腔冲洗最好结合鼻内镜下清除鼻腔干痂和分泌物。

一项临床研究对比了等渗氯化钠溶液与纯芝麻油治疗萎缩性鼻炎患者的效果差异。结果表明，两种冲洗液联合使用时会有更好的主观效果，单独使用纯芝麻油比单独使用等渗氯化钠效果更明显[18]。

（二）右泛醇

1998 年，Kehrl 和 Sonnemann[19] 针对右泛醇盐溶液喷雾剂对萎缩性鼻炎患者的疗效进行了一项临床研究，结果显示右泛醇是有效的，但有效性并不明显优于安慰剂。该喷雾剂的耐受性和治疗依从性良好，研究结果得到前鼻镜和鼻内镜检查证实。

（三）甘油滴鼻剂

高浓度（25%）的葡萄糖可以通过产生 pH 为酸性的乳酸来抑制腐生菌，进而抑制细菌的生长。此外，它还能刺激共生菌的生长。甘油是一种具有吸湿特性的非挥发性液体，具有抗炎能力和促进细胞成熟的能力；用于萎缩性鼻炎时，它可以吸收水分并减少鼻痂。甘油也是局部刺激物，可以刺激鼻黏膜血管舒张。

（四）胎盘提取物注射液

胎盘提取物已被证实具有生物源性、促有丝分裂性和血管生成特性。基于这些特点，它被用于治疗萎缩性鼻炎。在鼻黏膜内注射胎盘提取物可起到缩窄鼻前庭和刺激血管扩张的作用。遗憾的是，该疗效通常在治疗后 8 周左右消失[13]。

在一项临床随机对照研究中，比较了在黏膜下注射胎盘提取物和口服利福平治疗萎缩性鼻炎的疗效。研究表明，根据主观症状、客观体征、组织病理学结果的改变进行评估，使用利福平治疗的患者效果好于接受黏膜下注射胎盘提取物的患者[13]。

在鼻腔局部使用乙酰胆碱，其扩血管作用可提高浆液黏液性腺体的活动。

维生素和微量元素可应用于营养不良和维生素缺乏的患者。

针对支气管鲍特菌等细菌感染引起的萎缩性鼻炎的疫苗已经在研制中，但仍需进一步的人体临床试验，以证明其在萎缩性鼻炎治疗中的作用和疗效。

（五）抗生素

对于萎缩性鼻炎患者，鼻腔冲洗可与全身或局部治疗联合应用。最常见的全身治疗是使用抗生素。抗生素可用于治疗鼻腔感染和痂下产生脓性分泌物，但不建议长期使用，停药后替换为鼻腔冲洗[20]；仅在鼻腔分泌物培养出细菌和真菌时才推荐使用抗生素。应根据细菌性病原体选用敏感抗生素，可以局部或全身给药。

在过去几年里，局部使用氯霉素和链霉素取得了良好的治疗效果。考虑到最常见的细菌性病原体是臭鼻克雷伯菌，所以全身使用氨基糖苷类抗生素（如妥布霉素），联合鼻内使用庆大霉素治疗 14 天是合理有效的。同时，有临床医生使用利福平 600mg/d，疗程 3 个月，也可取得良好疗效。

最近已证实，喹诺酮类药物（特别是 500～750mg/d 环丙沙星，疗程 1～3 个月）在减少鼻痂和鼻腔臭味方面具有临床疗效，而且对臭鼻克雷伯菌有抑制作用[20]。研究人员对接受治疗的患者进行了 26～74 个月的随访，发现患者的特殊臭味和鼻痂消失，克雷伯菌检测阴性。目前，口服环丙沙星仍是治疗萎缩性鼻炎最合适的方法之一。

（六）替代疗法

由于常规治疗效果仍不理想，在消除诱发因素、鼻腔冲洗和全身使用抗生素的基础上，近年来提出了几种替代方法。

1. 聚甲基丙烯酸酯黏膜下浸润注射

一种新的治疗萎缩性鼻炎的方法，尝试聚甲基丙烯酸酯鼻腔黏膜下浸润注射。在萎缩性鼻炎或臭鼻症患者中，葡萄糖酸镁局部浸润注射可减少鼻痂和鼻腔异味。有报道显示这些患者有显著的临床改善，并减少鼻腔臭味[21]。葡萄糖酸镁因可改善面部轮廓和减少皱纹而被大量用于面部美容治疗[22]，但仍需更多研究以证实其在萎缩性鼻炎中的确切作用。

2. 臭氧

臭氧因作用机制，成为萎缩性鼻炎的一种替代疗法，它可使细菌和真菌失活，激活氧代谢，刺激血管生成和成纤维细胞活性，并增强正常的免疫系统。一项研究用稀释的巴氏杆菌毒素对白化病雄性大鼠进行萎缩性鼻炎建模来研究臭氧在细胞再生中的作用，研究发现在组织病理学方面组间无显著差异。由此得出，使用臭氧治疗萎缩性鼻炎效果非常有限或无效[23, 24]。

3. 假体

已有报道在药物治疗无效的病例中，使用二甲聚硅氧烷材料或丙烯酸树脂制成的不同类型的假体进行非手术治疗封闭鼻前庭[25-28]；还有一种鼻腔闭合假体是采用传统耳模方法实现的闭孔器。患者佩戴假体后对外观影响很小，同时还可以进行鼻腔检查和清洁。

4. 星状神经节注射

在过去的几年里，也有尝试采用星状神经节注射来阻断其活动性，因为在神经节抑制的情况下可出现鼻充血和产生分泌物[29, 30]。该技术目前尚未推广应用，需要更多的临床研究来确定其疗效。

5. 维生素 E

由于维生素 E（α- 生育酚醋酸酯）具有抗炎、抗氧化、免疫刺激、稳定细胞膜和促进皮肤屏障功能等功效，一些学者推测其在萎缩性鼻炎治疗中具有重要作用。在一项针对萎缩性鼻炎患者的临床研究中，通过主观感觉和客观结果评价维生素 E 的治疗效果，所有纳入研究的患者鼻腔干涩感均有改善，鼻吸气流量增加[31, 32]。鼻阻力测量证实鼻气流增加，鼻内镜检查显示鼻痂明显减少，鼻黏膜水润度增加。

　　文献中提出的替代方法还有使用自体富血小板血浆、皮下脂肪组织、松质骨、胎盘移植物或自体骨髓等。

　　尽管进行了正确的最大限度药物治疗，每次治疗停止后大多数患者还是会有鼻腔结痂和疾病复发。在药物治疗失败的情况下，各种外科技术已被提出。手术的目的是缩小鼻腔容积以防止鼻黏膜过度干燥。尽管目前已有多种技术和材料可采纳，但研究结果大相径庭[16, 33]。

第 11 章　空鼻综合征外科治疗：
鼻腔黏膜瓣重建下鼻甲

Surgical Treatment of Empty Nose Syndrome: Inferior Turbinate Reconstruction Using Intranasal Mucosal Flaps

Stefano Di Girolamo　Mariapia Guerrieri

Barbara Flora　Francesco Maria Passali　著

石　帅　敖　天　译

缩略语

ENS	empty nose syndrome	空鼻综合征
ENS6Q	empty nose syndrome 6-item questionnaire	空鼻综合征 6 项问卷
IMAP	inferior meatus augmentation procedure	下鼻道扩张术
IT	inferior turbinate	下鼻甲
SNOT-25	sinonasal obstruction test-25	鼻阻塞测试 –25

一、概述

ENS 通常是指一种罕见的与医源性鼻腔组织缺失，尤其是下鼻甲结构缺失有关的术后并发症[1]。

尽管客观上鼻腔宽敞、通畅，但 ENS 患者常主诉矛盾性鼻塞、鼻腔结痂、干燥或鼻腔分泌物过多、头痛、呼吸困难和窒息感[2, 3]。

严重的 ENS 症状对患者的日常生活造成显著损害，最终将影响患者的生活质量[4]。

目前 ENS 的病因仍不明确，其病理生理机制是多因素的，包括鼻腔阻力的结构性改变、黏膜伤口愈合不良、鼻腔空气调节功能降低、感觉减退[5]。

鼻甲过度切除引起的正常气流改变和神经敏感性丧失被认为是 ENS 发生的关键因素[2]。

计算机流体动力学（computartional fluid dynamic，CFD）研究证实[2]，失去下鼻甲会引起鼻道结构改变，从而导致形成湍流和低效通气[6]。

此外，下鼻甲黏膜中三叉神经末梢具有较高的敏感性[7]，可传递躯体感觉和化学感受，从而产生鼻腔通畅感[8]。因此，下鼻甲次全切除可能会严重减少这些三叉神经受体的绝对数量，从而使 ENS 患者产生矛盾性阻塞感[5]。

鼻甲组织丧失最终可导致鼻生理改变，降低鼻黏膜对吸入空气的加湿加温功能，影响黏液纤毛清除率和 IgA 分泌速率，最终引起结痂，进而使气流感下降[3, 9]。

症状明显且诊断明确的 ENS 患者可供选择的治疗方法非常有限，因此需进行预防，应避免任何不必要的鼻腔手术[1]。

空鼻综合征首选治疗措施包括黏膜保湿、使用生理盐水或油基润滑剂补水、增加液体摄入量和积极的鼻腔盐水冲洗[10]。

在过去数十年中，外科治疗在 ENS 患者的治疗中扮演了重要角色。

二、外科治疗

ENS 外科治疗的安全有效性已被证实，尤其适用于药物治疗无法缓解的患者。外科手术的目的是减少鼻腔容积、增加鼻气道阻力，以及重建鼻腔解剖结构[11]。

目前，外科干预包括使用黏膜下植入物重建鼻腔轮廓，该方法已被证实可改善患者的鼻部和心理症状[12]。

Lee 等[13]研究了植入部位的影响发现，与植入鼻底相比，植入鼻腔外侧壁时症状得到显著改善（SNOT-22）。

事实上，在鼻腔外侧壁上重建下鼻甲可使下鼻道变窄，增加气流速度和吸气时的壁面剪应力，最终形成更接近生理状态的气流模式而获得更好的结果[14]。

相关文献显示，人们尝试使用了许多不同的材料治疗 ENS 症状。最初为鼻黏膜下填充透明质酸凝胶[15]或羧甲基纤维素 / 甘油凝胶[16]，可短期显著改善症状。一些外科医生则更喜欢注射体外扩增的自体脂肪源性基质 / 干细胞（adipose-derived stromal/stem cell，ADSC）[17]或从腹部脂肪中提取并稀释的自体基质血管成分[18]。

使用非细胞真皮（人造真皮）移植物[19]、Medpor[20, 21]、β- 磷酸三钙[22]或羟基磷灰石骨水泥[23]进行治疗也取得了良好的效果。

自体软骨已有明确的远期疗效[24]，其中肋软骨或耳甲软骨最为常用[25]。

我们对 10 例患者使用了一种三维重建下鼻甲的新技术，并在内镜辅助下应用自体软骨制备鼻腔黏膜瓣。

（一）术前评估

对于有鼻腔手术史的患者，术前主要通过主观问卷调查（SNOT-25 [26]和 ENS6Q [27]）进行评估，包括鼻塞、鼻腔灼烧感、鼻部干燥或大量流涕、嗅觉减退、鼻出血、呼吸困难和窒息感等方面。

鼻内镜检查可评估鼻腔通畅性及下鼻甲缺失情况。

CT 扫描能更好地显示术后鼻腔的解剖结构（图 11-1）、鼻窦的慢性炎症及阻塞情况。鼻窦慢性炎症是其功能障碍的一种标志，可加重症状，影响患者的生活质量。

（二）外科技术

全身麻醉诱导成功后，用 0° 鼻镜检查鼻腔，可发现并量化下鼻甲的缺失程度——全部或次全（仅剩部分鼻甲，如头端或尾端）缺失（图 11-2）；同时可确定几个关键的解剖标志，如鼻中隔、Hasner 瓣、中鼻甲、中鼻道、上鼻甲和上鼻道。

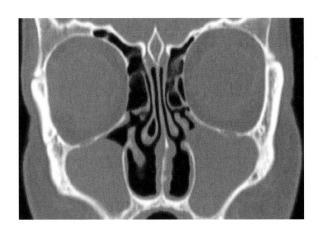

◀ 图 11-1　术前 CT
扫描图

术前 CT 扫描显示下
鼻甲缺失。可引起困
扰 ENS 患者的鼻窦
炎，使其症状恶化

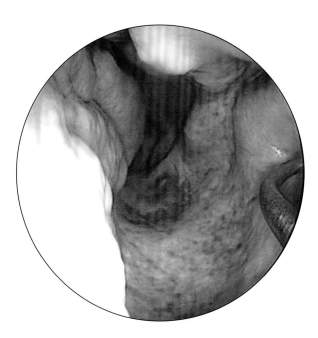

◀ 图 11-2　术前内
镜检查

左侧鼻腔空旷，下鼻
甲完全缺失。弯头
吸引器所示之处为
Hasner 瓣

　　为了减少术中出血，可在鼻底及鼻侧壁黏膜下局部注射 1% 甲哌卡因 + 1 : 100 000 肾上腺素混合溶液。此外，麻醉师术中尽可能控制降低患者血压也很重要。

　　自体软骨移植物需取自鼻中隔或耳甲腔，以便塑形成细条状。

　　用镰状手术刀平行于鼻中隔从后向前切开鼻底黏膜（图 11-3A）。

小心地将鼻底黏膜完全剥离至鼻腔外侧壁（图 11-3B），形成黏膜瓣，其间注意保护蝶腭动脉的分支。

将黏膜瓣翻转至鼻腔外侧壁原来下鼻甲的位置（图 11-3C），用 Vicryl 3-0 可吸收线从后端向前缝合，形成一个容纳自体软骨的口袋。

将自体软骨植入到鼻腔外侧壁黏膜瓣口袋内，重建新下鼻甲的三维结构（图 11-3D）。在新下鼻甲下方放置一块止血海绵，防止其脱位。

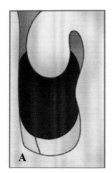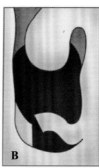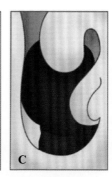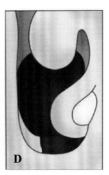

▲ 图 11-3　自体软骨植入的手术步骤

A. 鼻底黏膜切口；B. 构建黏膜瓣；C. 将黏膜瓣反转并缝合至鼻腔外侧壁；D. 将自体软骨植入到黏膜口袋内

（三）术后护理

术后第 2 天，患者即可出院。术后处理通常安排在术后 1 周和术后 1 个月。术后常规使用内镜评估下鼻甲重建的效果，主要是为了确保软骨移植物仍在原位且鼻腔黏膜正常愈合（图 11-4）。

每次术后处理需再次进行 ENS6Q 和 SNOT-25 等主观问卷调查，以量化评估患者生活质量的改善情况。有证据表明，该术式最终可使 ENS 症状得到持久改善。

一旦鼻腔黏膜完全愈合，即可建议患者进行鼻腔冲洗或使用油基润滑液。

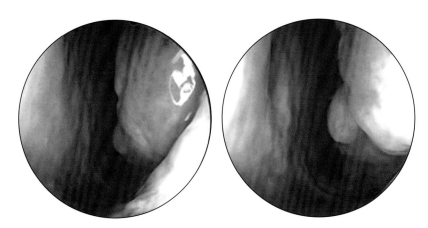

▲ 图 11-4　术后 1 个月鼻内镜检查

新的下鼻甲被健康黏膜覆盖，鼻底黏膜也再上皮化

（四）术后并发症

这种鼻内镜手术后并发症很罕见，常见并发症包括但不限于鼻出血、感染、Hasner 瓣膜阻塞引起的溢泪、移植物脱位或再吸收，以及症状持续存在。软骨取材部位通常很快愈合且没有任何症状。鼻底黏膜也可完全再上皮化。

三、结论

下鼻道扩张术（inferior meatus augmentation procedure，IMAP）能提高 ENS 患者的生活质量，包括 ENS 的特定症状及心理健康[28]。

本文讨论的新技术，即鼻腔黏膜瓣联合自体软骨移植三维重建下鼻甲，因其操作简单、利用的是患者耐受良好且不影响面部美观的自体移植物，故成为治疗 ENS 患者的一种有效的替代方案。

必要时，还可以将其与功能性内镜鼻窦手术相结合，以便于同期治疗因鼻窦引流不畅引起的症状以及与 ENS 直接相关的症状（图 11-5）。在术后 6 个月，患者的这些症状可以迅速并稳定地改善，ENS6Q 和 SNOT-25 评分显著降低。

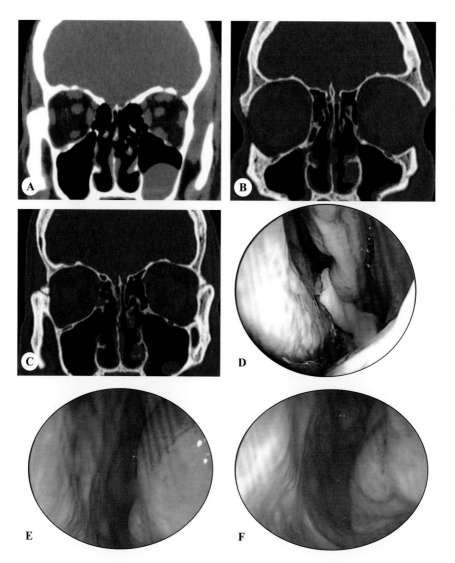

▲ 图 11-5　1 例接受过 3 次不同鼻腔手术的患者，表现为鼻窦炎和下鼻甲缺失。右侧仅做了功能性内镜鼻窦手术，左侧进行了功能性内镜鼻窦手术联合内镜下鼻甲重建术，术后症状得到了显著改善

A. 术前 CT 扫描提示双侧下鼻甲缺失；B 和 C. 术后 6 个月 CT 扫描显示左侧下鼻甲重建成功，左侧上颌窦炎症减轻；D. 术前鼻内镜检查显示左侧下鼻甲近全缺失；E 和 F. 术后 6 个月鼻内镜检查发现新下鼻甲营养良好，被覆黏膜健康

第 12 章　萎缩性鼻炎外科治疗：黏膜下注射下鼻甲填充术

Surgical Treatment of Atrophic Rhinitis: Inferior Turbinate Augmentation with Submucosal Injections

Valerio Cervelli　Gabriele Storti　著

俞晨杰　译

缩略语

ADSC	adipose-derived stromal/stem cell	脂肪源性基质 / 干细胞
AR	atrophic rhinitis	萎缩性鼻炎
BM-MSC	bone marrow-derived mesenchymal stem cell	骨髓源性间充质干细胞
ECM	extravascular matrix	血管外基质
ENS6Q	empty nose syndrome 6-item questionnaire	空鼻综合征 6 项问卷
GF	growth factor	生长因子
GMP	good manufacturing practice	药品生产质量管理规范
HA	hyaluronic acid	透明质酸
HPE	human placental extract	人胎盘提取物
MSC	mesenchymal stem cell	间充质干细胞
PRL	platelet-rich lipotransfer	富血小板脂肪移植
PRP	platelet-rich plasma	富血小板血浆

| SNOT | sino-nasal outcome test | 鼻腔鼻窦结局测试 |
| SVF | stromal vascular fraction | 基质血管组分 |

一、概述

原发性萎缩性鼻炎没有明确的病因，但继发性萎缩性鼻炎的病因有很多，两者临床表现相似。因此，人们提出了从局部治疗到外科干预，包括自体软骨移植和同种异体移植等多种治疗方法。

原发性和继发性萎缩性鼻炎具有一些共同的特征，包括所谓的ENS，它们最显著的病理特征在于鼻黏膜和黏液纤毛清除系统及下鼻甲的体积减小。

黏膜变化在原发性萎缩性鼻炎中起着尤为主要的作用。病程中，杯状黏液细胞和纤毛逐渐丧失，并伴有大量炎性浸润，最终导致了黏膜纤毛清除功能的失调。黏膜功能紊乱可导致黏膜脱水、萎缩和结痂。同时，黏膜下血管炎减少了黏膜上皮的再生，并削弱其对致病细菌的屏障功能，导致反复感染并结痂，从而产生典型的臭味。在最严重的情况下，慢性炎症过程将导致鼻甲骨结构逐渐吸收，致使鼻腔扩大，进而导致空气调节功能进一步受损。

此外，某些继发性萎缩性鼻炎，如ENS、鼻甲体积减小、鼻气道阻力降低，以及鼻腔增大将导致非生理性气流的产生，这是导致黏膜萎缩的首要驱动因素。

气流改变将造成杯状细胞产生的黏液减少，导致患者出现鼻部干燥感和鼻腔结痂。此外，鼻气道阻力降低、非生理性气流出现、空气与黏膜的接触减少及黏膜细胞功能丧失，共同导致了矛盾性鼻塞现象，很大程度地降低了患者的生活质量。即使鼻腔宽大通畅，患者仍会感觉进气量急剧减少，主观感觉鼻腔呼吸困难，并伴有慢性进展的焦虑、抑郁等精神症状。

在病程后期，原发性和继发性萎缩性鼻炎与ENS具有许多共同的特征，包括黏膜萎缩和鼻甲骨体积减小。

通常来说，原发性和继发性萎缩性鼻炎的治疗方法很多，保守治疗包括黏膜湿化、鼻腔冲洗、涂抹石蜡油和抗菌药物，而外科手术旨在恢复理想的鼻腔气流。

与保守治疗相比，黏膜下注射是一种具有长期益处的治疗方法，而且比手术治疗创伤小。此外，根据所注射的化合物不同，它们可以具备不同的治疗效果，如增大鼻甲体积和（或）促进鼻黏膜的再生。

研究发现，从基质血管组分（stromal vascular fraction，SVF）或脂肪组织中分离得到的 ADSC 具有促使细胞再生和新生血管形成的生物活性，并且可直接分化成黏膜细胞。此外，它们还表现出显著的免疫调节能力，有助于减少慢性炎症的发生。因此，脂肪组织来源的 SVF 不仅可以用于容积填充，还可主动修复受损萎缩区域的黏膜。

近年来，富血小板血浆（platelet-rich plasma，PRP）被认为是一种易获得、随时可用的生长因子（growth factor，GF）来源。血小板颗粒中含有的生长因子可刺激血管生成反应，以调节细胞趋化性和免疫反应。此外，它们也是一种有效的细胞增殖诱导剂。因此，PRP 也被认为是一种可以逆转黏膜萎缩的治疗萎缩性鼻炎的潜在方法。

人胎盘提取物（human placental extract，HPE）在治疗放疗引起的口腔黏膜炎、口腔黏膜下纤维化等多种情况中，已被证实具有促进伤口愈合和免疫调节的功效。因此，它被认为可用于恢复萎缩性鼻炎患者的黏膜营养。

一些萎缩性鼻炎如 ENS 以鼻甲体积减小和鼻腔扩大为典型特征。黏膜下注射可吸收填充物如透明质酸（hyaluronic acid，HA）和羧甲基纤维素 / 甘油凝胶等已被尝试用于这类萎缩性鼻炎的治疗，这些方法旨在暂时缓解由矛盾性鼻塞引起的主观症状，可避免过多的侵入性手术。

在本章节中，我们将对用于黏膜下注射的不同药物和细胞治疗进行回顾，这些治疗方法都是通过增加鼻甲体积和逆转黏膜上皮的萎缩来达到治疗的目的。在图 12-1 中，我们根据容积填充和黏膜再生能力，对用于黏膜下注射的不同产品的不同特性进行了图示。

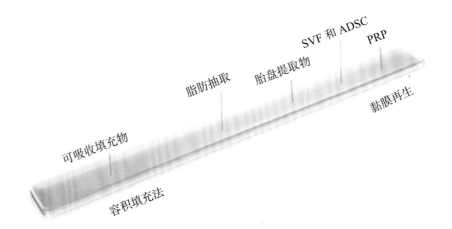

▲ 图 12-1　黏膜下注射的各种产品在容积填充和黏膜再生方面的治疗效果不同

（一）脂肪源性基质 / 干细胞和基质血管组分

1966 年，Friedstein 首次从骨髓中分离出与造血干细胞不同的具有持续分化特征的细胞群体。他将这一细胞群体定义为间充质干细胞（mesenchymal stem cell，MSC），并根据它们在体外培养时显示的特征进行分类。它们可以在标准培养条件下贴壁生长、具有独特的表面标志，并且可以向 3 种细胞系分化（成脂、成骨和成软骨分化）。通过鉴定特异性表面标志可对其进行分类。MSC 表达 CD13、CD29/ITGB1、CD44、CD73、CD90、CD105 和 CD106/VCAM-1，但不表达 CD31/PECAM-1、CD34、CD45/LCA 和 CD116 等表面蛋白。

MSC 首先在骨髓中被发现，但近年来，在其他几种组织包括脐血、外周血、骨骼肌、皮肤、滑膜和脂肪组织中也发现了类似的细胞。

2001 年，Zuk 等在脂肪组织中发现了一群 MSC，将其命名为 ADSC。该细胞群体是从脂肪组织提取物中经酶消化分离得到的，这些位于血管周围的细胞后来在表型上被进一步的鉴定和描述。

根据国际脂肪治疗与科学联合会（International Federation for Adipose Therapeutics and Science，IFATS）和国际细胞治疗学会（International Society for Cellular Therapy，ISCT）的联合声明，ADSC

的免疫表型定义为 CD13、CD29、CD44、CD73、CD90、CD105 阳性，而 CD31、CD45 阴性；而且它可在体外贴壁生长并增殖，并像其他 MSC 一样进行三系分化（成脂、成软骨和成骨）。

ADSC 的发现及其从脂肪组织提取物中的成功分离，为其在再生医学领域运用的可行性铺平了道路。与骨髓源性 MSC 及其他来源的 MSC 相比，ADSC 具有几种优势。首先，脂肪组织易于获得，且即便获取较大量脂肪组织对患者造成的不适感也很小。其次，从脂肪组织获得的 MSC 数量可达骨髓获取的 1000 倍，且不需要前期的体外扩增，因此在临床实践中使用更简单。在体外，ADSC 与骨髓源性 MSC 相比，具有更长的寿命、更短的倍增时间、更高的增殖能力且不易衰老。

ADSC 与其他细胞一起位于血管周围，属于 SVF 的一部分。SVF 是不同细胞类型的异质混合物，除了 ADSC 外，还包括巨噬细胞、血管内皮细胞、平滑肌细胞、成纤维细胞和周细胞。SVF 嵌入到细胞外基质（extracellular matrix，ECM）中，而后者构成一个支持网络并严格调控它们的相互作用[1]。

为了获得可供临床使用的 SVF，需将其从细胞外基质中分离出来。第一种方法是通过胶原酶酶解。将除去渗滤液和油脂后的纯化脂肪用 0.1% 的牛胶原酶在 37℃ 下处理 45min，将细胞外基质完全分解，以最佳的细胞产率分离 SVF 以供临床使用。通过酶解法从脂肪组织提取物中分离 SVF 的方法已经在数个商业试剂盒中使用和开发，此法的主要优点是能获得最佳的细胞筛选率和产率且通常不需要细胞扩增，但该方法昂贵且耗时，术中使用会延长手术时间。

此外，在欧盟，欧洲药品管理局（European Medicines Agency，EMA）将 SVF 的酶解归类为需要使用符合药品生产质量管理规范（good manufacturing practice，GMP）的设施进行的操作，使得该方法的成本提高，而难以应用于日常临床实践。

为了克服这一关键限制，出现了机械分离 SVF 的方法，该方法运用了多种物理学力量，其中包括振动能、切割、机械破碎、高速离心、涡旋和超声空化。

机械分离 SVF 的方法更迅速、更便宜，这使其更易于在术中使用。然而，其主要缺点是细胞分散、产率较低，这意味着需要使用相当多的脂肪组织提取物。

SVF 含有 ADSC 及其他细胞成分，因此可通过培养 SVF 来扩增 ADSC 群，从而使注射产品中仅包含 MSC，既保证了注射的细胞量及效果最大化，又减少了注射的体积。

尽管一项随机试验证实单独注射 ADSC 的疗效优于注射脂肪，但这种治疗方案在日常实践中还很难实现；使用扩增的 ADSC 相当耗时，需要两个单独的步骤，即首先采集，然后回注。此外，符合药品 GMP 的设施价格昂贵，较小规模的研究中心很少拥有。

此外，含有 ADSC 的纯化脂肪组织提取物也是一种潜在可行的下鼻甲填充物。目前已经提出了几种纯化脂肪组织的方法，最标准化的仍然是 Coleman 等提出的方法。脂肪组织提取物在 3000 转 / 分下离心 3min，分为三层结构，包括：①含有油脂的上层，由破碎的脂肪细胞组成；②含有纯化的脂肪组织提取物的中间层；③含有渗滤液和红细胞的下层。

注射合成的脂肪包是一种更快捷、便宜的方法且可达到体积填充效果，但使用纯化脂肪组织提取物的主要缺点是其吸收程度不可控，因此往往需要多次注射。此外，与 SVF 或扩增的 ADSC 等其他产品相比，单位体积的纯化脂肪组织提取物中包含的 ADSC 数量有限，从而降低了其再生效应。

使用含有 SVF 或扩增的 ADSC 的纯化脂肪组织治疗原发性和继发性萎缩性鼻炎，包括 ENS 的背后有着重要的生物学依据，这些细胞在注射部位发挥多重效用，可改善鼻部症状和黏膜萎缩。

需要特别提出的是，除了直接的体积效应外，这些细胞成分还能有效刺激血管生成、免疫调节和组织再生。

ADSC 具有高旁分泌活性，能分泌大量生长因子；这些生长因子具有刺激血管生成、细胞增殖和分化及调节免疫反应等多种作用；参与这些过程的生长因子主要是血管内皮生长因子（vascular endothelial growth factor，VEGF）和转化生长因子 β（transforming growth factor-β，TGF-β）。VEGF 是一种能刺激血管内皮细胞迁移的强效血管生成诱导剂，而 TGF-β 具有调节淋巴细胞和巨噬细胞免疫应答的作用。在 TGF-β 刺激下，巨噬细胞由促炎的 M_1 表型向促修复的 M_2 表型转变，降低了促炎反应，具有抗凋亡作用，并促进血管和淋巴管生成[2]。

ADSC 不仅具有旁分泌作用，而且可以直接进行细胞分化。如上所述，ADSC 具有多种分化能力，包括分化为脂肪细胞、软骨细胞、成骨细胞和血管内皮细胞。已证实 ADSC 在体外可分化为黏膜上皮细胞。在表皮生长因子（epidermal growth factor，EGF）的刺激下，细胞逐渐形成典型的多边形 / 圆形的上皮形态，单层贴壁生长和增殖，细胞群呈典型的鹅卵石形态。此外，它们表达典型的上皮样细胞标志，即各种细胞角蛋白（cytokeratins，CK），包括 CK7、CK14 和 CK19。未分化的 ADSC 则不表达。

在萎缩性鼻炎的动物模型中，已有研究在组织学上证实了黏膜下注射脂肪组织能够减少黏膜下腺体萎缩。相反，它对炎症浸润、鳞状上皮化生、浅表上皮角化和血管增生的作用有限[3]。

而人体研究方面的数据有争议。学者们试验了各种溶液，包括来自脂肪组织的不同产品，如含或不含 PRP 的脂肪组织提取物、含或不含脂肪组织提取物的扩增的 ADSC，以及自体 SVF。

大多数研究集中在 ENS，少数为研究原发性萎缩性鼻炎。

已有研究对含 PRP 的脂肪组织提取物治疗原发性萎缩性鼻炎的疗效进行了评价[4]。通过 Coleman 法纯化脂肪组织后与 PRP 混合，以降低其吸收率。向每毫升脂肪组织中加入 0.5ml PRP 可显著提高移植效率。PRP 中的大量生长因子对此发挥了主要作用。

患者平均每个鼻孔注射 3ml 脂肪组织提取物与 PRP 的混合物，6 个月后能够再生出健康的黏膜、痂皮完全消失、黏膜无萎缩征象、鼻黏膜纤毛清除时间明显缩短、主观症状也得到改善。但是，鼻腔的总容积没有发生明显变化。

与此类似，有研究者试图将 ADSC 加入到脂肪组织提取物中，以增加其再生潜力并促进其存活[5]。患者可较好地耐受并且无明显并发症。每个鼻孔注射单纯的脂肪组织提取物或混合 5ml ADSC 的脂肪组织提取物都能够改善主观症状并减少鼻腔痂皮。6 个月后，富含 ADSC 的脂肪组织提取物治疗组的鼻黏膜上皮完全再生、炎性细胞浸润减少，而仅用脂肪组织提取物治疗组的患者中没有观察到这些现象。此外，富含 ADSC 的脂肪组织提取物上调了与黏液分泌相关的几个基因的表达，这种效应可长达 6 个月。

同时利用 ADSC 的再生特性和脂肪组织的容积效应的另一种治疗方法是将 ADSC 和脂肪颗粒结合[6]。黏膜下脂肪移植的一个主要缺点就是易吸收，加入 ADSC 的注射物可促进移植物的血管生成并提高其存活概率。此外，ADSC 分泌的大量生长因子可促进细胞增殖和黏膜再上皮化。ADSC 和腹部脂肪颗粒用于治疗 ENS 可显著改善患者的鼻塞和鼻腔黏液纤毛清除、缓解主观症状、减少鼻部痂皮。鼻阻力检测显示，鼻腔容积和最小横截面积明显减少，鼻阻力增高。在治疗 9 个月后，这些效果仍然稳定存在。组织学观察发现杯状细胞增多，炎性细胞浸润减少。

腹部脂肪来源的 SVF 注射也已尝试运用于治疗[7]。SVF 具有降低 ENS 患者炎性标志物水平的免疫调节功能，注射后与基线水平相比可减少 IL-1β 和 IL-8 表达，但 SVF 注射后并未明显改善症状和患者满意度。

综上所述，注射包含或不包含其衍生物（如 SVF 和扩增的 ADSC）的脂肪组织是一种治疗各型萎缩性鼻炎的很有前景的方法，可显著缓解症状、控制炎症、逆转黏膜萎缩和痂皮形成。当然，该方法仍存在很大的局限性，首先是支持这一疗法的证据不足。目前报道的大多数单中心观察研究都存在缺乏对照组、入组患者数量少和随访时间短的问题。

其次是，这些治疗方法（尤其是使用扩增的 ADSC）价格昂贵，并在许多国家面临严格的监管问题，使得它们在日常临床实践中的运用变得如上文所述一样复杂。

因此，尽管这些治疗方案很有吸引力，但是尚需要更多的依据才能作为萎缩性鼻炎的治疗标准。

（二）富血小板血浆

血小板是生长因子最丰富的储存场所，不同的生长因子存在于 α 颗粒中，当活化级联反应启动时，α 颗粒就会从血小板中释放出来。PRP 是一种自体使用的血液衍生物，可通过全血离心并增加血小板浓度获得。

已有多种商业试剂盒及详细的操作说明用于获得 PRP，这些方法的区别主要在于离心的速度和离心 1 次或 2 次；另一种制备方法的不同之处为活化方式，通常通过氯化钙或凝血酶激活血小板脱颗粒，使其释放所含生长因子。

一般来说，这些生长因子控制着细胞的存活、增殖和再生过程。其中，与之最密切相关的是血小板源性生长因子（platelet-derived growth factor，PDGF）、TGF-β、VEGF、EGF、碱性成纤维细胞生长因子（basic fibroblast growth factor, bFGF）和胰岛素样生长因子（insulin-like growth factor，IGF）。

VEGF 是新生血管生成最重要的启动因子之一，可募集并诱导血管内皮细胞增殖，调节胶原合成。

bFGF 通过刺激现有血管中新生血管萌芽来参与血管生成过程，并调节 MSC、成纤维细胞和内皮细胞的活性。

TGF-β 也是胶原合成的有效调控因子。此外，它在诱导 MSC 增殖中起着至关重要的作用，是局部免疫调节中最关键的角色之一。TGF-β 还可调节局部微环境，作用于淋巴细胞和巨噬细胞，使其从炎症状态向促修复状态转变。

PDGF 能有效促进 MSC 有丝分裂，其首要作用是促使胶原合成和分泌，从而使结缔组织愈合。此外，PDGF 还是 MSC 趋化的有力诱导剂。

与 PDGF 类似，EGF 也是一种强有力的促细胞分裂剂，并且可以增加所有参与 DNA 合成的基因的表达，通常在化生过程、上皮再生及逆转黏膜萎缩中起着至关重要的作用，还可促进内皮细胞的趋化，刺激上皮细胞和间叶细胞增殖。

PRP 中包含的生长因子表达的这些特性表明，将其用于黏膜下注射使萎缩黏膜再生是很有前景的。

但是，市场上现有的多种 PRP 试剂盒和制备方法仍然有许多尚未解决的问题。实际上，制备 PRP 的方法已大大简化，因为不同产品中所含的绝对血小板数量和浓缩血小板能力存在很大差异。

目前已提出了一些分类标准，但其尚未被广泛接受。

Magalon 等[8] 提出的所谓的 DEPA 分类是目前最完整的分类，它考虑了 4 个主要参数，即血小板的剂量以体积中的绝对值表示、浓缩血小板的效率、产品的纯度以被白细胞或红细胞污染的程度表示、外源性凝血因子对产物的活化能力。

尽管这种分类方法相当详尽、完整，但在不同研究中还有一些参数未被提及。此外，不同参数对 PRP 制剂疗效的影响尚不清楚。

尚未明确是否需要确定一个血小板数量或血小板浓缩能力的最低值作为有效制备 PRP 的标准。此外，活化也是一个争议点。如上所述，活化血小板可触发其脱颗粒并瞬间释放颗粒内所有的生长因子，而不活化血小板则会让生长因子的释放时间更长，但速度更慢。何种方式更好尚未得到验证。

PRP 对萎缩性鼻炎患者的作用主要在于改善黏膜营养，而对增大鼻甲体积作用有限，但其已被证明可在体外有效诱导 MSC 向骨组织分化，这种作用目前尚未在鼻甲中凸显，但可能是未来的研究方向。

PRP 已在所谓的富血小板脂肪移植（platelet-rich lipotransfer，PRL）中单独使用或与脂肪组织提取物结合使用。如上所述，PRP 与脂肪组织提取物结合可增强 ADSC 的增殖和存活。

PRP 本身也被证实具有改善黏膜萎缩和主观症状的作用。根据我们的经验，黏膜下注射 PRP 能够改善患者 6 个月时的 SNOT 评分并逆转黏膜萎缩。

PRP 在萎缩性鼻炎中的应用仍在评估中，尽管它在黏膜营养方面似乎有益，但支持其常规运用的数据仍然很少且证据质量较低。此外，不同国家对 PRP 运用的管理并不统一，这将可能限制其应用。目前，PRP 在萎缩性鼻炎和 ENS 中应用的新研究正在开展，有望助我们更深入地认识其疗效。

（三）胎盘提取物

胎盘提取物是一种在孕妇足月分娩时采集到的人胎盘组织的溶解产物，是无菌的非细胞复合物，大体上被分为两类，即酒精胎盘提取物和水胎盘提取物。水胎盘提取物主要含有甾体激素、肽和氨基酸。约 0.1g 新鲜胎盘中可提取出 1ml 胎盘提取物 [9]。

有文献描述了胎盘提取物具有镇痛、抗炎、细胞保护和防辐射等作用，还有学者认为它可以激发细胞增殖和修复过程。在体外它能促进脐血细胞和成纤维细胞的增殖。

除此之外，胎盘提取物似乎可加快伤口愈合过程并发挥免疫调节作用。

目前提出了多种机制解释胎盘提取物的作用。动物实验表明，胎盘提取物能增强机体对氧化应激的抵抗，其抗氧化性能似乎与 α- 甲胎蛋白的含量有关。

在体外，它们可以减少细胞的氧化损伤和辐射损伤，增加祖细胞的集落形成能力，同时降低自由基和炎性细胞因子如 IL-1、IL-6 和 TNF 的水平 [10]。

胎盘提取物作用于伤口愈合的可能机制是早期 TGF-β 升高，后期 VEGF 生成增加，并伴随成纤维细胞生长因子水平增高和新生血管生成增加，CD31 的表达增加也证明了新生血管生成活跃。

尽管如此，胎盘提取物作用背后的诸多机制如纤连蛋白 - Ⅲ 及其在调节一氧化氮平衡中的作用仍有待了解。

胎盘提取物黏膜下注射治疗原发性萎缩性鼻炎的疗效的最早相关报道可追溯至 1977 年。

关于萎缩性鼻炎治疗的随机对照试验较少，其中一项研究将 30 例原发性萎缩性鼻炎患者分为 3 个治疗组，即胎盘提取物治疗组、口服利福平治疗组和碱性液鼻腔冲洗的对照组 [11]。在 12 周治疗结束后评估主观症状及多项组织学和内镜检查指标。

与胎盘提取物治疗组和对照组相比，口服利福平治疗组所有的组织学指标（正常上皮转化、炎性细胞、纤维化、腺体萎缩、血管形成）均表现出显著改善。

与对照组相比，胎盘提取物治疗组只表现为炎性细胞减少。

内镜检查数据显示，与对照组相比，利福平治疗组和胎盘提取物治疗组的结痂和鼻腔分泌物均减少。研究者认为，这是由于胎盘提取物能够使鼻腔充血增加而导致鼻腔容积减小，该作用在治疗停止后消失。

这三组患者的主观症状在治疗 2 周后均有改善，并在 12 周治疗结束前始终保持稳定。治疗停止后，对照组率先在 2 周时出现所有主观症状的复发，而胎盘提取物治疗组在 3 个月左右出现复发。利福平治疗组的患者在约 1 年的随访中无症状出现，只有 30% 的患者出现轻度结痂。

综上所述，关于胎盘提取物在萎缩性鼻炎中应用的数据并不充分。根据文献报道，它对原发性萎缩性鼻炎只有轻微疗效，而在其他类型的萎缩性鼻炎中的作用还未被验证。目前数据仍很匮乏，尚无法支持胎盘提取物的应用。尽管如此，胎盘组织仍可能是未来新疗法研发中令人感兴趣的一项选择。尤其是来源于胎盘组织的间充质细胞通过分泌蛋白组表现出强大的免疫调节能力，可促进微环境从促炎 / 促纤维化向促再生转变。

（四）可吸收填充物

萎缩性鼻炎的主要影响之一是鼻腔异常增大，缺乏气流阻力导致鼻气道阻力失调，致使患者产生多种主观症状。

可吸收填充物具有生物相容性好、易于使用和推广等优点。当然，主要缺点之一是完全被吸收的时间相对较短（根据产品的使用情况，为 6~12 个月），这使得它们只能作为一种临时解决方案。尽管如此，它们仍可为患者是否从鼻甲体积增大和鼻腔空间缩小中获益提供依据。在有更可靠的治疗方案之前，它们可作为一个临时解决方案。

已有研究将透明质酸和羧甲基纤维素 / 甘油凝胶运用于鼻甲黏膜下注射。

透明质酸是结缔组织中细胞外基质的基本成分，多年来一直主要被用于美容医学，因多种目的作为可吸收皮下填充物。

透明质酸是一种线性聚阴离子生物多糖，属于黏多糖的一类。不同分子量的透明质酸具有不同的生物学和理化特性，因此它适用于一些特定的适应证[12]；它具有多种强大的功能，并具有独特的黏弹性质，因此可作为可逆性凝胶。事实上，透明质酸很容易在半天内被酶降解，而所谓的交联工艺使其具有了抗酶降解特性，增加了其在注射部位的持久性和凝胶的黏弹性，即聚合物网络的刚性。

透明质酸带有很高的负电荷，这使得它注射到组织中时水化程度很高。此外，它还经历了一个等容降解过程，也就是说，一分子透明质酸被吸收时，另一分子能吸收更多的水。这一特性有利于维持降解过程中的体积恒定，直到最后一分子透明质酸消失。

此外，市场上还有一种可以分解透明质酸分子的透明质酸酶，在错误注射时其可用于促进透明质酸快速吸收。

有一项对小样本 ENS 患者进行黏膜下注射透明质酸的研究[13]。用 CO_2 激光在鼻甲前端黏膜上打小孔，插入 25G 套管，直视下注射 0.3~0.4ml 透明质酸。同法行鼻中隔软骨膜下注射，均为双侧鼻腔注射。使用钝口管是为了避免黏膜过度损伤。注射后 1 周内未发现对透明质酸的异常反应及材料外溢。

研究者发现，患者在术后临床症状改善，感觉鼻腔气流增加，结痂和干性分泌物减少。注射后 7 天、3 个月和 6 个月进行的鼻内镜检查和鼻声反射检测显示，透明质酸的体积相当稳定且鼻腔缩小。症状缓解持续至 3 个月和 6 个月。12 个月时，由于透明质酸被完全吸收，患者的症状再发。但该研究仅对症状学指标进行了报道，并未应用量表进行验证。

透明质酸强大的吸水性也有助于至少是局部更好的黏膜保湿。然而，透明质酸的高水合作用将导致注射后的终体积增加，故应在注射时用量须谨慎。建议开始时少注射一些透明质酸，如有必要可在 7 天内注射完毕。

羧甲基纤维素 / 甘油凝胶是一种可吸收材料，在耳鼻咽喉科常作为声带的可吸收填充物治疗声带萎缩、不全麻痹和完全麻痹。平均吸收时间为 3～6 个月，较透明质酸更短；它由美国食品药品管理局批准，具有良好的安全性[14]。

棉絮试验阳性的 ENS 患者可在羧甲基纤维素 / 甘油凝胶注射暂时性增大鼻甲中获益。棉絮试验是在鼻腔内鼻甲结构可疑缺如的各部位放置干棉絮，如出现主观症状减轻、呼吸变轻松则为棉絮试验阳性。

14 例患者在鼻腔下侧壁用 22G 针头注射了羧甲基纤维素 / 甘油凝胶，以增加鼻内结构体积并减少鼻腔容积。尽管棉絮试验对注射位置指示有轻微的偏差，但通常的注射区包括残余下鼻甲前端、鼻前庭前部以及下鼻道 / 鼻腔外侧壁。

羧甲基纤维素 / 甘油凝胶注射的耐受性良好，无明显不良反应报道。通过多种量表，尤其是 ENS6Q 和 SNOT-22 在 1 周、1 个月和 3 个月时分别评估其疗效。

在 1 周和 1 个月时可以观察到患者症状改善。然而，3 个月时量表评分回到术前基线。

总而言之，关于可吸收填充物的研究数据有限且多为单中心小样本数据。由于其暂时性的特性，故可吸收材料可用于侵入手术前的准备阶段以缓解症状。此外，还可用于更精确地确定哪些患者能从手术中获益，以及鼻腔中哪些部位体积增加可获得最大化的症状改善。然而，这些潜能还需要更大规模的研究及更高质量的证据来支持。

二、结论

如本章所述，黏膜下注射有望成为一种治疗原发性和继发性萎缩性鼻炎的方法。与外科手术相比，黏膜下注射具有微创的巨大优势，在自然病程中易于多次重复操作。此外，可供选择的注射材料众多，为各种不同的临床需求如从适量增加鼻内结构体积到黏膜再生提供了全面支持。再生医学的进展为愈合过程提供了新的具有生物活性的填充材料。

尽管如此，所有关于黏膜下注射疗法的研究数据均为小样本、非随机研究的低质量证据。尽管前期结果颇有前景，但未来尚需要更多可靠数据支持其成为一种标准化治疗方案。

第 13 章　鼻中隔穿孔：新型诊断检查、治疗和手术策略

Nasal Septal Perforations: Modern Diagnostic Work-Up, Management and Surgical Strategy

Stelio Antonio Mocella　Riccardo Nocini　Valentina Rosati

Giorgio Giacomini　Pier Giorgio Giacomini　著

陈　鸣　译

一、概述

对于外科医生和患者来说，鼻中隔穿孔的修补是鼻腔重建手术中极具挑战性的。为取得最好的结果，手术过程和术后护理同等重要。首要目标是恢复鼻功能，同时尽可能重建鼻腔结构的解剖学完整性，以保证效果持久。

手术的成功率取决于医生对患者病因的准确把握、鼻黏膜的状态、缺损的大小和位置，以及正确的术后处理。

二、病因和临床特征

鼻中隔穿孔的病因主要可分为以下几类，即创伤性、医源性、炎症 / 恶性肿瘤、感染性和药物相关性。由于文献中描述的越来越多新的专门的诊断工具付诸使用，鼻中隔穿孔的患病率和发病率也随之上升。

在伦敦皇家外科学院的亨特博物馆（编号 1228）保存着一个鼻中隔标本，在这个标本上可以看到一个约 1.5cm 的穿孔，该标本的主人感染了梅毒，并死于 17 世纪（图 13-1）。

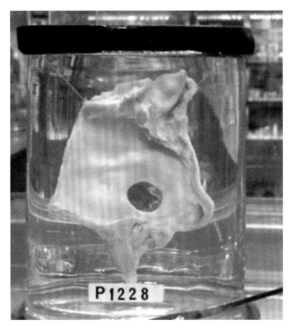

▲ 图 13-1　一份 17 世纪人鼻中隔标本
图中椭圆形穿孔系梅毒感染导致

根据近期文献[1]，鼻中隔穿孔可以根据其大小，以下为详细分类。

- 小穿孔：直径≤0.5cm。
- 中穿孔：直径 0.5～2cm。
- 大穿孔：直径＞2cm。

一些鼻中隔穿孔的患者，尤其是小穿孔的患者，易被漏诊，这些患者通常主诉结痂、反复鼻出血、鼻鸣声，或者因气流湍流而导致鼻呼吸受损感。

1997 年，Guyette 和 Smith[2] 指出后鼻测压法对研究鼻中隔穿孔的鼻阻力非常重要。

后来，Cannon 等（2013）[3] 使用的 CFD 技术研究表明，较大的前方穿孔和较小的后方穿孔在穿孔部位的鼻内壁剪应力和速率变化较大，而上方中隔穿孔的气流或调节参数变化相对较小。

最近，Sapmaz 等[4] 更新了鼻中隔穿孔的分类，不再考虑其绝对大小，而是考虑鼻中隔穿孔垂直长度与鼻中隔垂直总长度的比值，以下为四组穿孔的定义。

- 第 1 组（小穿孔）为穿孔长度小于鼻中隔垂直总长度的 1/4。
- 第 2 组（中穿孔）为穿孔长度大于鼻中隔垂直总长度的 1/4，小于鼻中隔垂直总长度的 1/2。
- 第 3 组（大穿孔）为穿孔长度大于鼻中隔垂直总长度的 1/2，小于鼻中隔垂直总长度的 3/4。
- 第 4 组（超大穿孔）为穿孔长度大于鼻中隔垂直总长度的 3/4。

这些作者认为这两个测量值的比值有助于明确每个患者穿孔的真实大小。假设患者的鼻中隔穿孔为 2cm，鼻中隔垂直径为 3.5cm，那么修复起来会非常容易，但如果鼻中隔垂直径为 2.5cm，修复则相当困难。

患者鼻腔的解剖结构对于评估手术的复杂程度至关重要。实际上，相比于较宽大的鼻腔，在小而短的鼻腔里修复同样大小的鼻中隔穿孔要困难得多，因为高鼻梁的人鼻中隔也更高大。在图 13-1 所示标本中，可使用现代的鼻中隔成形术，从鼻梁处获取鼻组织修复鼻中隔缺损，并在新的解剖结构中重建鼻腔结构。

根据 Romo 的说法，尽管所使用的诊断检查很精确，以及有放射学和内镜评估，手术失败率很高可以归因于两个不利的因素，即血液供应不足和瘢痕植床。新型的两步法投入使用之后，失败率从过去的 60% 降到目前的 18%。目前 90% 以上的小穿孔可以有效修补，70%～80% 的大穿孔可通过最新技术完全治愈。

在术前的诊断检查中，血管造影 CT 可以获取鼻中隔穿孔及其穿孔附近血管形成情况的三维图像，用于了解鼻中隔的血供情况，这样手术可以达到最好的效果（图 13-2）。

三、新型诊断检查：影像和精准

患者初次检查时，前鼻镜检查是必不可少的，它可以提示穿孔的

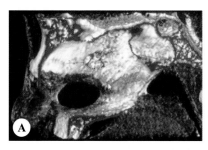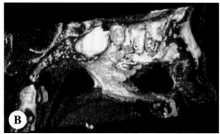

▲ 图 13-2　**39 岁女性患者左、右侧鼻腔三维血管 CT 重建**
鼻中隔 20mm 医源性穿孔

形状，是否有痂皮，黏膜是否不整齐，但仍然需使用鼻内镜检查双侧鼻腔整体情况，以及穿孔与鼻甲和下鼻道的关系。

　　鼻的体格检查始于对外鼻的评估。鼻中隔大穿孔可能导致患者的鼻背失去支撑，随之出现鞍鼻畸形，有时还会导致如图 13-3A 所示的鼻尖塌陷。患者可用手指压塌鼻前半部分。

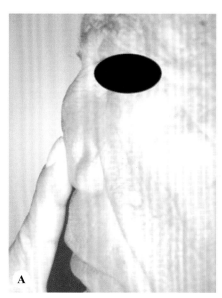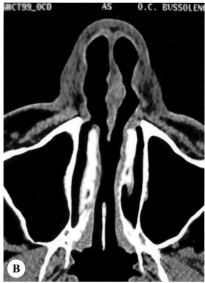

▲ 图 13-3　**鼻中隔大穿孔**
A. 手指按压下鼻尖下塌；B. CT 扫描显示鼻中隔大穿孔

　　软骨或骨部穿孔的大小通常要比前鼻镜下观察到的黏膜部的穿孔宽大。因此，应通过影像学成像（Mocella 2013）[5] 进行更好地评估（图 13-4 和图 13-5）。

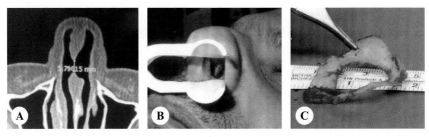

▲ 图 13-4　CT 与前鼻镜对穿孔的评估对比

A. CT 扫描显示 5.79mm 鼻中隔穿孔；B. 前鼻镜显示黏膜小穿孔；C. 体外重建显示软骨缺损超过 2cm

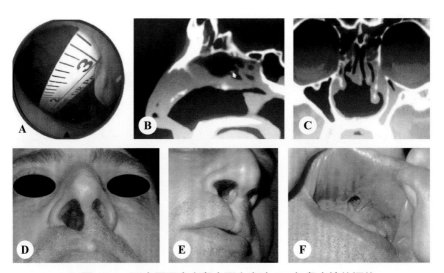

▲ 图 13-5　可卡因吸食者鼻中隔大穿孔 CT 与鼻内镜的评估

A. 可卡因吸食者鼻中隔大穿孔（4cm）内镜所见；B 和 C. CT 扫描显示鼻中隔几乎完全缺失；D 和 E. 鼻人中软组织缺损，瘢痕表示既往手术不成功；F. 口鼻瘘，末端位于口腔前庭上方

在鼻中隔穿孔的诊断检查中，需进行大量详细的实验室检查。例如，在涉嫌滥用可卡因的病例中，因为患者通常不会轻易承认，所以建议进行血液及尿液测试以检测可卡因分解代谢物，从而了解其近期使用情况。测试头发可确定患者在手术前 6 个月内是否使用可卡因。事实上对于这些患者，只有明确停止吸食可卡因至少 1 年的情况下才能计划进行手术。

在考虑手术前，为了获得良好的手术缝合创面，对鼻黏膜进行治疗非常重要，这样鼻腔结构重建成功机会更大。

术前血管收缩药物应至少停用 2 个月，以避免术中出血。

建议在手术前 1 个月使用特殊软膏治疗鼻前庭，包括薄荷油、桉树醚、维生素 A、凡士林、透明质酸。术前护理包括经常使用生理盐水冲洗鼻腔或用洗鼻器灌洗。

为了避免感染，术前需使用润滑剂和抗生素作为主要药物治疗。

根据 2018 年 Romo 提出的观点[1]，"在计划进行修复之前，外科医生需保持患者鼻腔黏膜功能稳定并减少炎症。修复的成功取决于周围组织、软骨和血液供应的状况"。

在鼻中隔穿孔的病例中，为了对鼻腔结构和框架进行最佳评估，可以采用一种术前专用的放射性检查，它的精准成像技术使其能够发现并量化黏膜层下的骨损失，以便得出精准的缺损大小，并依此制订手术修复计划。同样的技术可用于术后随访评估结果（Mocella 等，2013）[5]（图 13-6）。

具有 16 排（或更多）探头的多排 CT 扫描仪能够获取体积数据，在任何平面上进行电子重建。

这项技术使得放射科医生和外科医生能够看到鼻窦疾病和鼻中隔修复的解剖结构，以及所有剩余组织的更多细节，这样可能有助于提高诊断和治疗的精确性。

标准的供应商工作站（Wizard，Siemens）和标准的 PACS 工作站（Synapse、富士胶片医疗系统，配备有 Voxar 3D 6.3 软件）可进行影像重建。

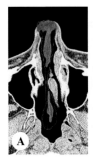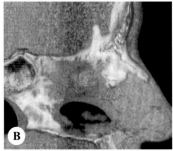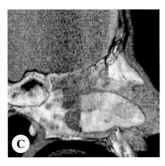

▲ 图 13-6　鼻中隔穿孔的术前、术后三维容积再现技术重建评估

A.CT 扫描显示鼻中隔穿孔；B. 矢状位 CT 扫描的三维容积再现技术重建，可见鼻中隔下方大穿孔；C. 术后矢状位 CT 扫描三维容积再现技术重建，可见用于修补缺损的异种筋膜位于黏膜软骨膜瓣之间

　　每次重建都是为了更好地描述临床上有价值的结构，即鼻中隔、鼻腔外侧壁和鼻窦。

　　待评估结构的解剖位置和方向可在三维平面（轴位、冠状位和矢状位）的图像上得到确认。

　　利用三维容积再现技术（volume rendering technique，VRT）和三维动画重塑影像，结合二维资料，可获得形态学和局部解剖的最佳视界，从而制订最佳的术前"路线图"和计划方案（图 13-7 和图 13-8 ）。

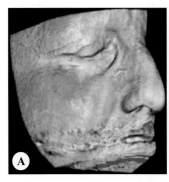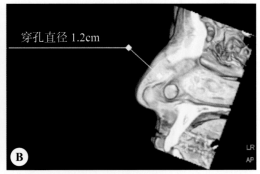

穿孔直径 1.2cm

▲ 图 13-7　鼻中隔穿孔患者面部与头部三维容积再现技术重建

A. 患者面部三维 VRT 重建；B. 患者头部矢状位切面三维 VRT 重建显示鼻中隔穿孔（1.2cm）

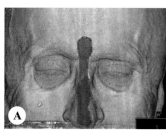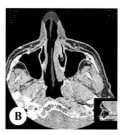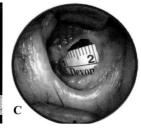

▲ 图 13-8　鼻中隔穿孔患者的三维容积再现技术重建与鼻内镜评估

A. 患者面部轴位三维 VRT 重建圈出鼻中隔和鼻尖区域；B. CT 扫描圈出同样区域，可见中隔前端穿孔；C. 鼻前镜可见鼻中隔穿孔并测量大小

四、治疗和外科技术

在制订治疗计划时，可有两种不同的选择，即放置鼻中隔假体、一个或多个步骤的手术修复。

假体可以由丙烯酸、塑料或硅树脂制成。

目前，最佳材料为硅树脂。假体有圆形和椭圆形且有多种尺寸和厚度。

放置假体要求穿孔前部和后部残留的中隔是直的且穿孔边缘不能有肥厚的黏膜。如果这些情况不能满足，在进行主要的重建手术之前需要做一个简单的鼻中隔成形术使残余鼻中隔变直，或者局部射频治疗消除部分肥厚黏膜（图 13-9）。

最近，为了获得更精确的假体尺寸，一种三维打印方法被应用于鼻中隔穿孔，可使得假体保留率更高、移植物更易定制，从而改善了空气流动感（Onerci Altunay 等，2016）[6]。

目前所述的手术技术多种多样，从最保守的到最激进的方案尚未实现标准化，可大致分为几种（Romo，2018）[1]。

在本章中，作者倾向于根据难度水平和周围结构的涉及程度将其分为以下六类。

① 利用鼻腔结构和局部皮瓣的鼻内入路。

② 鼻小柱外开放入路及重建性鼻中隔成形术。

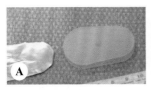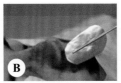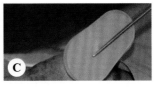

▲ 图 13-9　放置鼻中隔假体

A. 卵圆形硅胶假体；B. 放置模板以验证假体放置的具体位置；C. 将硅胶置入鼻孔

③ 用或不用生物材料的鼻内骨性和软骨性结构重建。

④ 以鼻腔结构为主要通路的外入路，如切开或面中入路或面部皮瓣。

⑤ 双侧冠状切口颅骨膜瓣外入路。

⑥ 桡侧前臂皮瓣。

当代第一个修复鼻中隔穿孔的外科技术可能是 1958 年 Cottle 提出的[7]。

Rudy Meyer[8] 在《Ⅱ期鼻整形术》(Secondary Rhinoplasty) 一书中描述了他 1968 年原创的技术，这项技术随后在 1973 年和 1977 年分别被 Hinderer[9] 和 Tardy[10] 进行了改良。手术分为 3 步，即获取耳软骨移植物、将软骨移植物与颊侧龈瓣缝合加固、修补穿孔，这种方法特别适用于可卡因吸食者的鼻中隔大穿孔。

1977 年，Tardy[10] 提出使用唇下黏膜瓣。

1980 年，Fairbanks[11] 提出使用下方带有自体结缔组织移植物的双蒂黏膜推进性皮瓣。1986 年，Bridger[12] 提出使用鼻唇瓣两步修复大于 2cm 的穿孔。因局部黏膜不足，故大于 4cm 的穿孔被认为是不能手术的。

Mobley 等[13]2001 年使用左桡侧前臂游离皮瓣治愈了 1 名因慢性吸入可卡因引起鼻中隔大穿孔的 38 岁男子。长期随访显示缺损修补成功，皮瓣自然变薄。

对于巨大穿孔，Ayad 等（2015）[14] 提出使用带蒂的面动脉黏膜肌瓣。皮瓣沿面动脉口内路径向上走行（经多普勒成像确定）至颊侧龈沟区。这是一种多用途局部带蒂皮瓣，通过隧道穿行进入鼻腔，使较大的穿孔具备组织血管化能力的具有挑战性的技术。

所有技术包括局部皮瓣，各种自体、同源和生物相容性移植物，两步或两步以上的手术操作，以及游离皮瓣修复。内镜的运用通常可以在手术过程中提供更好的视野，伺机选择合适的位置进行稳定缝合，才能提高最终的疗效。

一些作者都曾使用内镜治疗取得良好效果，如 Giacomini 等[15]、Cassano[16]、Presutti 等[17]、Castelnuovo[18]、Re 等[19] 和 Tasca 等[20]，但与其他国家相比，在术中是否使用多层结构的问题上尚未达成一致。Cassano 对 15 位不同的作者的分析发现，只有 3 位作者（Hanci 等[21]，Castelnuovo[18] 和 Lee[22]）使用一层或最多两层的方法来修复穿孔，其他作者都使用三层。总之，相对而言成功率较高，这主要取决于所呈现病例的选择。

Romo 等（1988）[23] 记录的手术方法包括外鼻整形、面中部脱套、单侧半贯穿和闭合鼻内修复技术。后者的优点是不会留下任何外部瘢痕，但由于手术操作视野狭窄，手术难度较大。

"开放"技术提供了更广阔的操作视野，因此可以更好地到达穿孔的上边缘和后边缘。

Rudy Meyer（1988—2002）[8] 是一位鼻中隔手术修复和 Ⅱ 期鼻再造的大师，他认为黏膜外技术是非常有用的，因此他放弃使用局部皮瓣，而根据个人情况调整手术设计。

Kridel 等[24] 在 1986 年提出用外入路鼻整形术的方法修补鼻中隔穿孔，并在 1995 年[25] 提出鼻中隔穿孔修补术的主要目的不仅是修复穿孔，还要恢复鼻部的正常形态和功能。开放入路增加了手术暴露，实际上不仅有利于修复大的后部穿孔，而且有利于进行当下流行的 Ⅱ 期鼻整形手术。1998 年他又提出了成功率很高的脱细胞人真皮移植物修复鼻中隔穿孔。

2006 年，Foda 等[26] 分享了采用开放入路和植入上、下双蒂皮瓣治疗 1～5cm 穿孔的经验，其成功率为 70%～90%，美容满意率为 95%。

巴西的 Ribeiro 等[27]2007 年报道了 258 例采用开放入路双蒂技术和闭合入路植入移植物技术的 1～3.5cm 穿孔的成功病例，美容及患者满意度为 98.8%。

同年，Fernando Pedroza[28] 回顾了 25 年的经验，介绍其使用软骨膜下 / 骨膜剥离、鼻黏膜旋转无张力缝合（尽可能不进行黏膜切开）以及植入多层移植物修复鼻中隔穿孔的结果。使用内入路方法修复 1～3cm 穿孔的成功率达 97%。

Kridel（1995）[25] 先前的论文也提到在一些特定情况下矫正中隔穿孔和外鼻畸形可能存在很大的技术困难。只有一些选择性病例，如鼻中隔小穿孔合并鼻背部隆起可移除时适合同步矫正。

而最近 Kridel 和 Delaney（2017—2020）[29-32] 发表了对 141～180 名患者进行 31 年观察获得的大量经验，并得出结论："有经验的手术者可通过开放入路或更多方法进行中隔穿孔修补，同时进行初始或修复性鼻中隔成形术。因大多数鼻内黏膜推进皮瓣方法是利用穿孔上方或下方黏膜，因此穿孔的垂直尺寸比其水平前后长度更重要。"

其方法是在修补的中隔移植物（AlloDerm，LifeCell Corp.®）之间植入结缔组织移植物，但在欧洲这种材料未经批准。因此，如果需要，可使用 4cm×5cm 及以上的普通组织移植物，即 Tutopatch® 猪心包。

中隔穿孔一般呈椭圆形，头尾径小于前后径。在修补穿孔时，此特点十分有价值。事实上，在骨穹窿上外侧软骨的下表面剥离骨软骨穹窿和软骨膜后，通过现代还原性鼻整形术更易将切口的上部下拉至穿孔下缘。

头尾径小于前后径的大穿孔也可采用外入路，尤其是当需要进行还原性鼻整形术消除背部隆起时。事实上，从驼峰获得的软骨可以与残余中隔获得的碎片结合，覆盖生物相容性筋膜塑成移植物，用于修补巨大的鼻中隔穿孔（图 13-10 和图 13-11）。

有时，可将更为一致的材料，如 1.5mm Fortiva®（猪真皮），放置于更靠后的位置闭合中隔后方缺损，从而提高成功的概率。

还原性鼻整形术与鼻中隔修补术相结合时可运用鼻内入路。在这

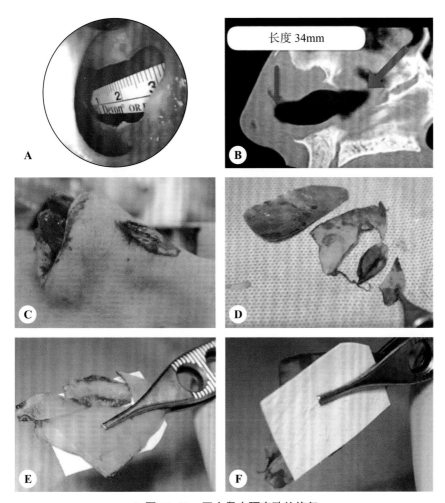

▲ 图 13-10　巨大鼻中隔穿孔的修复

A. 大穿孔的内镜图；B. 矢状面 CT 显示穿孔长度为 34mm；C. 外入路还原性鼻整形术切除驼峰修补鼻中隔穿孔；D. 鼻中隔残余移植物，包括驼峰、体外重建和模板；E 和 F. 重新组装鼻中隔，左侧带有筋膜

种情况下，从驼峰获得的软骨至少有一侧覆盖筋膜，可将其置入中隔黏膜的两个缝合层之间闭合穿孔（图 13-12）。

回顾我们在过去 15 年内进行还原性鼻中隔成形术修补穿孔的 105 个病例，其基本目的是在同一手术野内获得更多的组织，并尽可能增加皮瓣的转移和推动来覆盖穿孔。

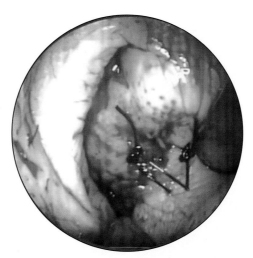

▲ 图 13-11　用不可吸收缝线缝合右侧鼻中隔黏膜

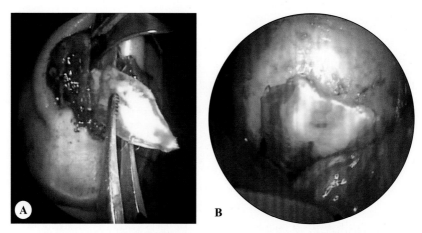

▲ 图 13-12　还原性鼻整形术与鼻中隔修补术结合修补鼻中隔穿孔
A. 在两层缝合的黏膜层之间植入驼峰；B. 移植物正置于鼻中隔缺损部位

　　近年来，还采用肋软骨加固缺损鼻中隔，特别适用于最大直径＞3cm 而鼻腔大小正常、没有充足的原有鼻中隔软骨的穿孔。

　　在体外重建过程中，鼻中隔分离的碎片可重塑形成新的鼻中隔，并将肋软骨置于穿孔后缘。因此，它可被筋膜覆盖并在鼻内植入（图 13-13）。

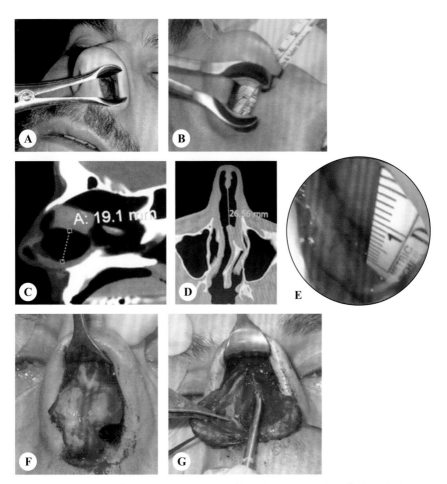

▲ 图 13-13　患者，男性，37 岁，既往吸食可卡因 20 年，鼻中隔穿孔

A. 前鼻镜检查；B. 从右鼻孔行前鼻镜检查，在左鼻腔 1cm 处；C. 矢状位 CT 扫描显示穿孔，头尾距离为 19.1mm；D. 轴位 CT 扫描测量穿孔前后缺损为 26.56mm，中隔穿孔向后偏移；E. 穿孔的内镜图，直径大于 2cm；F. 开放入路时鼻翼软骨暴露；G. 穿孔部位的解剖

　　在开放、闭合或内镜入路时，将不同来源的移植物材料置入缝合的黏膜内，无论是在功能上还是美观上都能获得更好且持久的效果。

　　正如 Kim 和 Rhee[33] 2012 年所指出的 "穿孔的大小是完全修复的最重要因素。与小至中度穿孔（≤2cm）的患者相比，大穿孔（>2cm）患者手术失败的发生率更高。双侧带血管蒂的黏膜瓣覆盖穿孔有助于

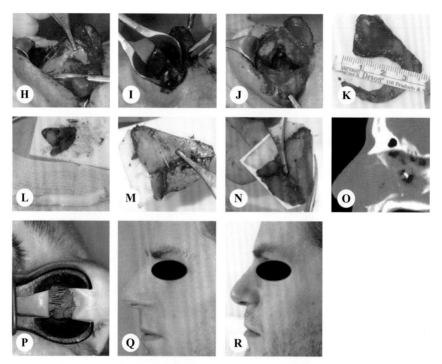

▲ 图 13-13（续） 患者，男性，37 岁，既往吸食可卡因 20 年，鼻中隔穿孔

H. 靠近穿孔附近用黏膜外剥离法完全解剖；I. 手术刀穿透穿孔内；J. 穿孔周围完成解剖；K. 提取残留中隔并测量以规划重建。穿孔比内镜所见要大，但其尺寸几乎与 CT 扫描测量的尺寸一致；L. 用于制作模型的残存鼻中隔和保存的肋软骨根据需要进行切片和制作；M. 将带有肋软骨的鼻中隔重建移植物置于穿孔后部；N. 在植入缝合黏膜层之前，必要时可用特制的猪心包覆盖；O. 术后矢状位 CT 扫描显示重建鼻中隔成形术成功；P. 右鼻腔前鼻镜检查显示鼻中隔已修复；Q. 术前侧位图片；R. 术后新的外鼻图片

完全修复。尽管没有统计学差异，但移植物置入似乎有助于完全修复"；这个观念比较笼统，不适用于较大的穿孔，因为组织可能收缩，不可能总是两边均能覆盖。

Flavill 和 Gilmore（2014）[34] 提出了一种不依赖术中黏膜覆盖穿孔缺损的中隔穿孔修补技术。他们对患者进行了多层植入移植物，其中一侧为颞顶筋膜，中部为聚二氧六环酮板，另一侧为颞深筋膜或无细胞真皮基质、聚二氧六环酮板、全层颞肌筋膜，而没有尝试在术中缝合黏膜修复中隔穿孔。在移植物两侧放置硅胶片至少 12 周，可在愈合过程中保护中隔。

这项技术应用于各种具有挑战的外科手术患者（图 13–14）。

Ferreli 和 Castelnuovo（2017）[35] 在 Alobid 和 Castelnuovo（2017）[35] 书中的一章提出一种内镜辅助下修复中隔穿孔的方法，他们认为对小到中穿孔在双侧黏膜层植入移植物是无效的，而对大穿孔建议使用鼻腔外侧壁皮瓣、面动脉黏膜肌瓣或颅骨膜瓣、耳甲软骨。鼻腔结构的完整重组可能需要广泛开放入路和更多的软骨。

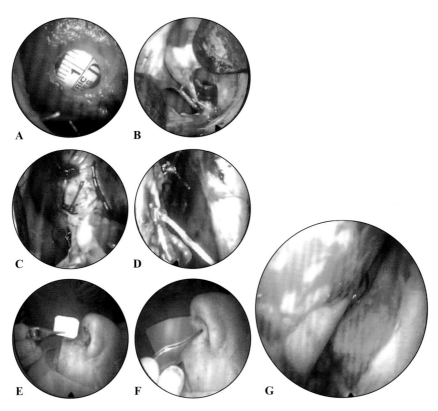

▲ 图 13–14　不依赖术中黏膜覆盖穿孔缺损的中隔穿孔修补技术

A. 直径 1cm 的鼻中隔圆形穿孔；B. 用鼻镜分离黏膜和软骨之间的潜在空间，显示双侧穿孔；C. 右侧缝合；D. 左侧缝合；E. 鼻内置入筋膜和压碎的软骨；F. 硅胶片在鼻腔处固定；G. 位于左侧鼻腔的硅橡胶片下的鼻中隔外观

五、结论与展望

鼻中隔穿孔修复对于患者和外科医生来说都是一个具有挑战性的过程。

近年来文献中已经描述了多种治疗方法，但尚未有公认的统一治疗方法。使用不同的方法，成功率也不同。

每个国家致力于这一目标的外科医生都并不多。而且由于管理困难和患者情况多变，并不能保证术后结果。为了提高成功的可能性，需在手术前对患者进行正确的分析且需进行术前准备。此外，术后随访和护理对保证手术结果也非常重要。

事实上，因为鼻内通气功能受损导致其术前黏膜萎缩，故手术后的鼻黏膜需要数月的时间才能愈合。一旦黏膜恢复、穿孔被修复，患者通常主诉鼻腔气流改善。

患者对这种复杂的手术耐受良好，但需告知患者，尤其是大穿孔的患者，他们可能需要进一步手术治疗。

如今，新的材料可以用于修复鼻中隔缺损，如 MSC 在世界范围内的研究越来越多，软骨再生也可以在无须更激进的方法获取组织的情况下进行[36]。

在任何情况下，手术需以获得最佳的美学和功能性结果为目标，以提高患者的生活质量，并尽可能减轻患者的不适。

第 14 章 萎缩性鼻炎外科治疗：
自体移植在鼻背修复的应用

Surgical Treatment of Atrophic Rhinitis: The Use of
Autografts in Nasal Dorsum Repair

Patrizia Schiavon　Rosa Maria Minniti

Maria Chiara Cimatti　Matteo Campa　著

王珮华　许晨婕　译

缩略语

ANS	anterior nasal spine	前鼻棘
DC	diced cartilage	软骨粒
DCF	diced cartilage fascia	筋膜包裹的软骨粒
ENS	empty nose syndrome	空鼻综合征
LLC	lower lateral cartilage	下侧鼻软骨
PAR	primary atrophic rhinitis	原发性萎缩性鼻炎
SAR	secondary atrophic rhinitis	继发性萎缩性鼻炎
SEG	septal extension graft	鼻中隔延伸移植物
SSTE	skin and soft tissue envelope	皮肤及软组织包膜
ULC	upper lateral cartilage	上侧鼻软骨

一、概述

萎缩性鼻炎是一种令人痛苦的鼻部疾病，其特征包括鼻黏膜萎缩、鼻孔异常通畅、痂皮形成和恶臭。

组织学标本显示了浆液腺和黏液腺的萎缩、纤毛和杯状细胞的缺失及伴有肉芽和瘢痕在固有层的慢性浸润，这些组织学变化导致了黏膜纤毛运动的改变，继而使得分泌物排出受阻并促进痂皮的形成，最终可能引起反复细菌感染[1]。

此外，长期的萎缩性鼻炎还可导致鼻骨和（或）鼻中隔软骨的吸收从而产生鞍鼻畸形。

鼻梁塌陷实际上可见于许多慢性萎缩性鼻炎的病例中[2]。对于这一现象，一个可能的解释是萎缩鼻黏膜中的碱性磷酸盐浓度增加，导致了骨和软骨的吸收[3]。

在以鼻黏膜（上皮、腺体和血管）化生过程及破骨细胞活化并参与骨吸收为特征的原发性萎缩性鼻炎中，由于累及软骨和骨的结构，鞍鼻病例的严重程度更甚。

继发性萎缩性鼻炎可由一种潜在的疾病发展而来，也可由既往的治疗措施引起。与原发性萎缩性鼻炎相比，该类型无破骨细胞活化，因此称为"弥漫性萎缩性鼻炎"可能更合适。

继发性萎缩性鼻炎的致病因素包括鼻内手术，如下鼻甲和（或）中鼻甲部分切除（56%）或上颌骨切除术（6%），以及需要手术重建的鼻外伤（1%）。

一种特殊的术后状况被称为 ENS[4]，它被认为是一种医源性继发性萎缩性鼻炎，通常发生在根治性鼻内手术后，尤其是鼻甲切除［下鼻甲和（或）中鼻甲］术后。通常与鼻窦手术后鼻腔气流生理动力学改变及嗅觉感受器活力降低有关。它的特点是鼻部、咽部干燥，矛盾性鼻呼吸障碍，呼吸困难和嗅觉减退，有时还伴有抑郁症的发生。

二、鞍鼻与萎缩性鼻炎

重建慢性萎缩性鼻炎导致的鞍鼻对于外科医生来说是一项艰巨的挑战。

事实上，由于慢性病变，鼻背厚而皱褶的皮肤与下方结构紧密粘连，难以分离，需要非常小心和耐心以防穿孔。

萎缩性鼻炎的鼻整形术是一种个性化的特殊手术，因为鼻背皮肤不同于底层支撑结构。

鞍鼻畸形是指由于鼻软组织包膜深面的软骨和（或）骨性支架的支撑减少而导致的凹陷[5]。鼻中隔与上侧鼻软骨（即隔背软骨鼻背板）的连接及其通过下侧鼻软骨（即大翼软骨）内侧脚对鼻尖的支撑在鞍鼻的形成和矫正中起着重要作用。

经观察，鞍鼻畸形可表现为鼻中部穹窿和鼻背的塌陷、鼻尖缺少支撑而变形、鼻小柱回缩、短鼻、鼻尖上旋、鼻棘和鼻中隔尾端回缩。

鞍鼻畸形者可进行鼻中隔支撑试验，通过直接向鼻尖部施力以评估其塌陷程度。

鞍鼻这个术语用于描述多种不同程度的鼻畸形。因此，外科医生需要通过分析和诊断为每个患者制订最佳的重建手术策略。

鞍鼻畸形会导致鼻腔功能和外鼻美观的问题，手术时均可设法解决[6]。

鞍鼻畸形包括一系列的情况，可以分为以下五类。

- Tardy 分型将鞍鼻分为轻度、中度和重度畸形。
- 轻度鞍鼻畸形包括轻微的鼻尖凹陷和轻度的骨性驼峰。
- 中度鞍鼻畸形表现为四方软骨的鼻背高度明显下降，鼻小柱回缩，鼻背骨性段增宽。
- 重度鞍鼻畸形表现出与中度畸形相同的特征，但更严重，且通常会造成外鼻扭曲。
- 严重的鞍鼻畸形最好用复合重建技术进行整复，包括重建鼻中隔框架，以支撑皮肤、软组织和鼻尖，然后进行美学塑形，以达到更好的整形效果。

Daniel 还提出了另一种分类系统，将鞍鼻分为以下六型[7, 8]。

- 0 型（假性）鞍鼻是由鼻背过度切除所致，但仍有强大的鼻中隔支撑力且鼻中隔支撑试验结果正常。

- Ⅰ型（轻度）鞍鼻，鼻背软骨段的高度进行性下降。
- Ⅱ型（中度）鞍鼻，鼻背进一步进行性下降而凹陷，鼻小柱退缩。
- Ⅲ型（重度）鞍鼻，表现为进一步的鼻背塌陷、鼻尖失去支撑。这些患者常有鼻中隔穿孔。
- Ⅳ型（严重）鞍鼻，常由鼻中隔大穿孔所致，外鼻下半部分逐渐失去支撑，鼻背严重塌陷，鼻尖失去支撑，短鼻，黏膜挛缩。
- Ⅴ型（极重度）鞍鼻，黏膜、皮肤和骨结构严重畸形，需要进行鼻重建[9]。

三、主要的重建技术

鞍鼻畸形的矫正是一种重建挑战。鼻中隔鞍状畸形可由各种性质的鼻中隔背侧和尾侧损伤引起，这可能导致鼻背塌陷和鼻小柱失去支撑，进而导致鼻尖下移。美学上不仅要求矫正鼻背塌陷，还要给鼻尖额外的支撑，以重建合适的鼻尖突起。

此外，萎缩性鼻炎是一个慢性过程，对这些患者进行隆鼻术比一般人更为复杂，因为厚而皱的鼻背皮肤通常与下层结构粘连紧密，很难分离。为防止穿孔，医生需要非常小心和耐心。

大多数的鞍鼻畸形需要使用较大的移植物，特别在鼻小柱退缩的病例中需要用到 L 形移植物。在隆鼻术中，移植物材料的选择是一个有争议的话题。

实际上，鼻腔重建手术依赖于移植物的使用，在过去几年中，移植物材料的性质发生了显著的变化。理想的移植物需具备以下特点，包括长期的稳定性、可塑性、取材的充足性、供体部位并发症低发生率、低排异率和低免疫/炎症反应发生率。

目前可用的移植物类型包括许多人工材料和同种移植物，但随着时间的推移，这些材料会出现感染、受压和移位等并发症[10]。因此，在鞍鼻重建中，仅推荐使用自体移植。

有许多可选的供体部位，包括髂骨嵴和颅骨。在日常实践中，如果可能的话，通常首选软骨，尤其是鼻中隔软骨。因获取鼻中隔软骨不需要额外的切口，而且一般不会导致供体部位的病变，故为最佳选择。

中隔软骨易于塑形且具有良好的结构特性。此外，它的使用可能会带来一些间接的益处，如改善鼻腔气流和纠正可能的鼻中隔偏曲。

鼻中隔软骨移植的缺点是由于外鼻皮肤较薄可能会出现局部轮廓不规则的情况。过度取用鼻中隔软骨存在导致鼻背失去支撑乃至鞍鼻的潜在风险。此外，在萎缩性鼻炎伴严重的鼻中隔软骨吸收的情况下，不能将鼻中隔本身作为供体。

在鼻中隔软骨供量不足或不可取用的情况下，可以使用耳甲软骨，但是它的自然曲线和柔软性不适于较为严重的畸形修复。大规模的重建需要质地更加坚硬的假体，如肋软骨。

不论如何，耳甲软骨移植物由于其可提供足够的支撑力和弹性且易于塑形，可用于重建鼻锥的各组成部分。与中隔软骨一样，耳甲软骨移植物具有取材快速、操作简单且风险较低的优点[10]，并显示出很低的再吸收率，也没有排异病例的报道。

此外，获取耳甲软骨移植物需要做额外的切口和分离且术后可能会移位造成鼻背不对称。肋骨是软骨丰富的来源，也是构建三维支架的优秀备选材料[11]。然而，肋软骨移植物容易弯曲，这可能导致术后外鼻的变形[12]。此外，其缺点还包括术后的供区疼痛和可能出现的气胸，这个问题将在之后讨论。

最后，可以采取颞肌深筋膜来包裹这些软骨粒，包括鼻中隔、耳郭或肋软骨，从而用以改善外鼻新支架的美观性。

在进行任何一种手术之前，我们都需要对患者鼻部进行外观和内部的检查。

外部评估包括触诊，以评估残余鼻中隔对鼻背及鼻尖的支撑程度——鼻中隔支撑试验（septal support test）。失去正常的抵抗力是需要进行鼻中隔重建的一个重要标志。在此阶段应注意外鼻缩短和鼻尖旋转角度的改变以及骨性鼻锥、皮肤和软组织包膜（skin and soft tissue envelope，SSTE）。鼻中隔完整性的逐渐丧失会导致典型的鞍鼻畸形，表现为鼻中部穹隆的凹陷和变形、失去支撑、鼻尖过旋、鼻背塌陷、鼻小柱回缩和鼻底增宽。

一些微小的不规整在重建术后可能变得明显，此时厚的皮肤或可加以掩盖，但由于厚的皮肤不能很好地覆盖在新的支架上，因此需要一个较牢靠的重建框架，以保证更好的术后效果。相比之下，薄的皮肤通常能更好地覆盖鼻部轮廓，但随着时间的推移，下层的移植物可能会显露出来。使用内镜进行内部检查可以评估鼻中隔偏曲或穿孔，以及中隔和鼻侧壁是否存在粘连。从解剖学的角度来看，在重建鞍鼻时，需要考虑 4 个主要参数。

① 侧面观外鼻的长度

- 鼻根至鼻中隔下点的距离（除最严重的情况外，通常保持不变）。
- 鼻根至小柱转折点。
- 鼻根至鼻尖突出点。

② 鼻背突出度（包括骨性和软骨性）

③ 鼻尖突出度

④ 鼻尖旋转度（这一参数的改变通常由鼻长改变引起）

鞍鼻畸形的治疗遵循 Daniel 分型，轻度畸形可用较简单的技术治疗，而重度畸形则需要更先进的重建策略。鼻尖部有足够支撑力的不太严重的畸形，可以通过鼻背部植入各种移植物加以掩藏 [13]。因此，0 型和 I 型可用软骨或软组织或软骨粒（游离或包裹于筋膜内）的移植物来矫正。

Ⅱ～Ⅴ型则还需解决结构问题，可用条状移植物延长鼻背，这或许能够弥补背侧凹陷。此外，还可在此结构基础上放置一块移植物以支撑顶部。

通常有 5 种可用移植物来源，即鼻中隔软骨、耳软骨、髂骨、颅骨和肋软骨。

（一）鼻中隔软骨

Ⅰ 型和 Ⅱ 型鞍鼻畸形的特征是鼻背支撑、鼻尖支撑、突出度、鼻小柱回缩度和鼻孔旋转度等出现轻微的变化。鼻中隔软骨 – 骨复合物或耳甲软骨移植物都是鼻背充填的理想材料[14]。

轻度鞍鼻可以通过使鼻中隔恢复至恰当高度来矫正[15]。

这组患者在鼻中隔的中 1/3 区域（鼻尖上区）有轻微的凹陷，残余的中隔软骨可以很好地支撑鼻背侧及尾侧，下 1/3 区域和鼻尖处是正常或几乎正常的。

鼻尖至鼻中隔下点的长度一般来说是正常的，但这些患者可能会表现出轻微的鼻尖塌陷和鼻小柱的轻度回缩。

外径路最适用于这种情况，需先对鼻中隔进行评估，以确定是否有可截取足够量的软骨来制备成鼻小柱支撑移植物或鼻中隔延伸移植物（septal extension graft，SEG）[16]。

将鼻小柱支撑移植物制成一个直立支柱，将其置于大翼软骨的内侧脚之间并缝合，其后缘在前鼻棘（anterior nasal spine，ANS）的前上方。SEG 以重叠或端—端吻合的形式被缝合在鼻中隔尾端。

支撑移植物可防止鼻尖回缩，甚至还可改善鼻尖角度。

鼻背缺损者可通过在鼻尖上区注射填充软骨粒（中隔软骨或耳甲软骨）的简单方法重建正常的鼻背形态。

对于 Ⅰ 型或 Ⅱ 型鞍鼻的患者，软骨粒可作为游离软骨粒、游离筋膜包裹的软骨粒或液态软骨使用。

（二）耳郭耳甲软骨

对于中度鞍鼻，由于鼻中隔软骨经常缺失或供量不足，单用鼻中隔软骨重建不能完全恢复外鼻的线性轮廓。因此，耳郭软骨可作为鼻中隔软骨的有效替代[17]。相对于耳郭后入路，前入路更常被选用。

先在耳后正中位置作垂直切口直至完全暴露耳郭耳甲的后表面，将四根或五根直针从前向后插入以标记出软骨移植物的形状，保持对耳轮和耳轮根完好无损。如此可在不损害耳郭形态的情况下从后面取出耳甲软骨，然后将软骨移植物前方的软骨膜彻底剥离以完整而安全取出。

取出的耳甲软骨可根据术中所需的长度、高度量身定做。

这些移植物通常通过外部入路植入，并缝合以避免移植物移位及继发畸形，可以根据畸形的程度将形态弯曲的耳甲软骨层层叠加缝合在一起以适应各种程度鞍鼻畸形的矫正。

当涉及不同解剖成分的结构重建时，耳甲软骨塑形可能复杂得多。在此之前，需仔细规划以将耳甲软骨合理地分成数块。

当鞍鼻畸形与鼻尖塌陷和（或）鼻尖扭转有关时，可用前述的软骨框架中的鼻小柱支撑物来填充鼻背，但简单的鼻背填充并不能真正解决以前鼻孔扩张、鼻尖突出度不足、鼻小柱短缩等为特征的鼻基底支撑不足。

考虑到软骨独特的稳定性，耳甲腔与耳甲艇的区域是获取鼻小柱支撑物的最佳来源。为了重建鼻中部穹隆并修复鼻阀结构，可从耳甲腔或耳甲艇的边缘区域获取两枚扩展移植片，凹面向中央缝合至鼻中隔背侧。当需要对鼻中隔大部分重建时，可将取自耳甲软骨的扩展移植片与耳甲移植物缝合在一起，以使结构挺直。

鞍鼻畸形通常与鼻阀的功能障碍关系密切。在这种情况下，建议使用所谓的"蝶形移植体"处理鼻阀，并可利用其卷曲的形态来支撑前鼻孔以改善鼻部下 1/3 的形态 [18]。蝶形耳甲移植物可覆盖于隔背软骨鼻背板远端 1/2，其余部分置于大翼软骨头端小袋样结构下。需要强调的是，这块移植物常放置于水平位，而其他移植物通常放置于矢状位 [19]。事实上，水平放置该移植物扩大了鼻阀的角度，置于大翼软骨外侧脚处可为其提供支撑，以防止前鼻孔塌陷（图 14-1 和图 14-2）。当蝶形移植体的位置适当时，可以观察到鼻吸气流量峰值的改善，证明其在兼顾美学的同时可有效改善鼻腔通气功能。在此过程中可能会出现几个错误 [20]。例如，耳甲软骨移植物可能太硬以至于不易塑形，移植物的错位也可能发生。更糟的是，移植物将鼻背垫得过高不仅不能改善通气，还可能会降低鼻子的美观程度。

为了避免出现移植物边缘突出或皮下不平整等并发症，可以用不同的材料覆盖移植物。2012 年，Antohi 等 [21] 提出了一种使用由耳甲软骨和耳后筋膜组成的复合移植物来填充鼻背部的技术。可从同一耳后

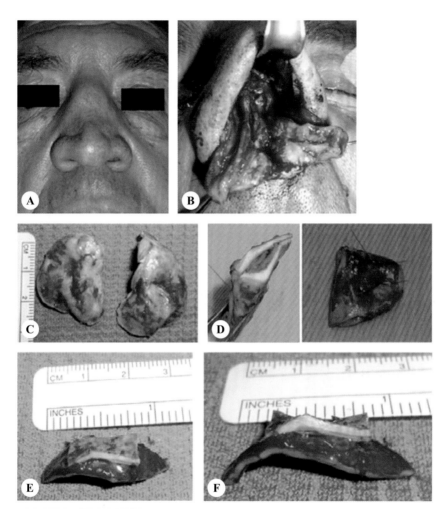

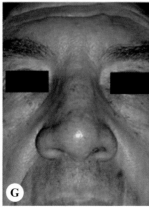

▲ 图 14-1　鞍鼻畸形（Ⅲ型）伴有鼻阀和前鼻孔功能障碍的男性患者术前和术后 24 个月所见

A. 术前；B. 耳甲软骨的 L 形支撑物重建鼻中隔塌陷，拉动鼻外侧软骨并伸展；C. 双侧耳甲移植物塑形前；D. 耳甲软骨尾端塑形（原则上背靠背）；E 和 F. 耳甲蝶形移植物和覆盖移植物；G. 术后 24 个月

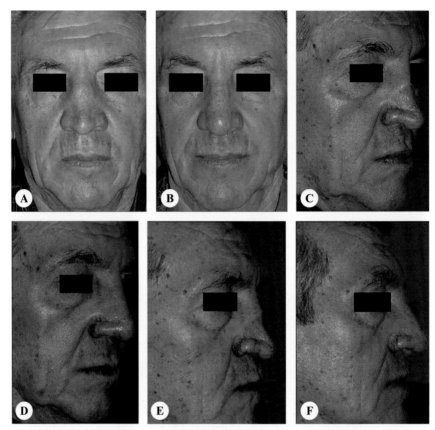

▲ 图 14-2　鞍鼻畸形（Ⅲ型）伴有鼻阀和前鼻孔功能障碍的男性（与图 14-1 为同一患者），耳甲移植物 L 形支撑物重建（尾端移植和蝶形移植）

A、C、E. 术前；B、D、F. 术后 24 个月

沟切口取出耳甲软骨以及耳后筋膜，组成自体复合移植物。术后供区瘢痕不明显、并发症可能性很小；这种软骨筋膜复合移植物适用于鼻背部极轻度 – 轻度的填充，但不适用于结构性的支撑。

　　在某些情况下，可以从耳甲上获得片状软骨并将它们连接在一起构成一个整体的移植物，从而矫正外鼻不同部位的结构缺陷；可通过划痕、缝合及叠加等技术将耳甲软骨的弯曲弧度矫直。

　　在鼻背严重塌陷的情况下，结构化的耳郭软骨移植物有可能供量不足。

（三）颅骨

Ⅲ型和Ⅳ型鞍鼻畸形通常需要更加坚硬的结构以支持软骨框架和包膜，如骨或肋骨。

鼻中隔鞍鼻畸形使用 L 形颅骨移植物重建鼻背具有以下优点，即鼻背支撑、鼻尖突出度增加、改善鼻腔气流和外鼻感观自然[22]。

该手术可以使用鼻整形开放入路，而不需要作硬性固定的鼻根切口或鼻内切口。此外，移植物供区的发病率被保持在最低[23]，这些优点使得 L 形颅骨移植物支撑技术对于实质性的鼻中隔鞍鼻畸形患者的鼻重建非常有效。

此外，与肋软骨移植物相比，悬臂式颅骨移植物显示出一些问题[24]。

例如，与软骨相比，骨更依赖于充足的血液供应，同时取材和切割成条状的过程也更为复杂。悬臂过程要求使用根部相当厚的骨组织，以支撑鼻尖处的负荷且需用螺钉将其固定至鼻骨。

此外，鼻根低的患者可能无法忍受这种增加的突出度。

最后，悬臂式移植物很难精确设定鼻尖突出度。

在复杂重建中，自体肋软骨是金标准，因为它可提供大量强韧、可塑的组织用于支撑和美化。

1990 年 Baser 在研究中报道，虽然自体松质骨移植的即刻效果非常好，但较长时间的随访证明它们是非常不可靠的。尽管它们可与下层骨形成较强的黏附，但其吸收率在萎缩性鼻炎患者中似乎异常高。

（四）肋软骨

因为鼻中隔软骨供量不够或者缺失，萎缩性鼻炎患者的鼻整形重建手术中往往需要用到肋软骨。当使用肋软骨时，置入结构化的鼻背移植物可从鼻骨跨越至鼻中隔尾部形成支撑。结构化的鼻背移植物可以参与鼻中隔尾端的延伸，或者作为重建外鼻的 L 形框架的替代移植物（图 14-3）。

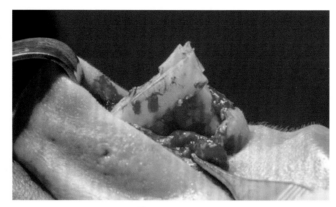

▲ 图 14-3　由肋软骨片塑形成 L 形支架（双侧延伸扩展和尾端置入移植物）

肋软骨的移植物在形状、长度和宽度上都有相当多的用途[25]。从肋软骨中可以制备出又长又直的支架来加固或重建鼻锥结构，这适用于改善各类鼻功能及美学方面的缺陷。

然而，使用肋软骨移植物有几个缺点，首先它意味着在鼻外较远区域将多一个切口。幸运的是，由此产生的瘢痕相对较短（约 3cm）且对于女性患者而言，该切口位于乳房下沟，这样的瘢痕通常不太明显。其次，其还有术后疼痛、可能导致气胸和潜在的肋软骨移植物变形等不足。最后，由于移植物受到应力作用，可能导致外鼻远期（术后）的形状改变。在鼻部手术塑形软骨移植物的过程中，可以通过不同的技术，如内固定、"磨鼻骨"、筋膜包裹的软骨粒、克氏针贯穿鼻背移植物全长、软骨划痕、嵌合移植物等来避免软骨弯曲变形[26]。

年轻人的肋软骨钙化较少，弹性更强，更易取到大翼软骨重建所需的薄片状移植物。

对于女性来说，无论取哪一段肋骨，首选 3～3.5cm 的乳房下切口。鉴于第六或第七肋骨是人体最长最直的肋骨，因此通常被作为取肋软骨的首选[27]。切开皮肤及 Scarpa 筋膜下的皮下组织以到达腹直肌筋膜，取约 4cm×4cm 的筋膜，然后沿着肌纤维纵行拨开，而不是横切（纵向分离），从周围取出一段合适长度的全层肋骨，前方附有软骨膜条带，下方保留软骨膜；这样精准的外科手术技术避免了切断肌肉，从而最大限度地减少术后疼痛。3～4cm 的肋骨片足以改善各种畸形[28]（图 14-4）。

在取出肋软骨后，需检查供体部位以确认没有发生气胸。在胸部术区灌注生理盐水同时嘱麻醉师对肺部施加正压通气，此时如果没有气体溢出即可排除气胸。

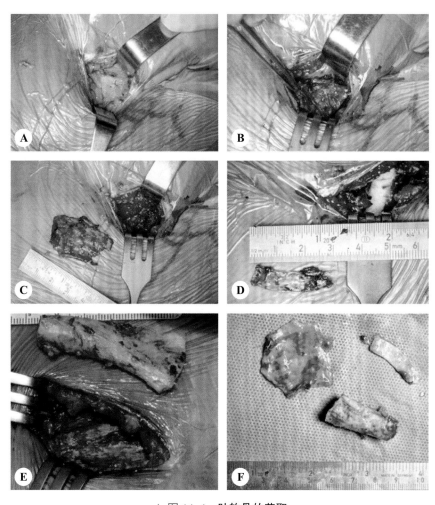

▲ 图 14-4　肋软骨的获取

A 至 C. 腹直肌筋膜；D. 软骨膜；E. 获取的肋软骨；F. 获取的全部移植物

相反，如果发生了气胸，通常只伤及胸膜壁层，而不伤及肺实质，故不需要胸腔引流[29]；可将导管由壁层胸膜撕裂的部位置入胸腔，在其周围分层关闭缺口，施加正压并夹闭导管，直到手术结束时以抽吸的方式将其拔出[30]。

接下来的步骤包括肋骨"分层"，根据取出肋骨的形状，精确地将其纵向或斜切切成多片，以获得不同厚度的软骨片并浸泡在盐水中备用。据文献报道，软骨的弯曲变形往往发生在塑形后的 0.5h[31]。因此，检测软骨是否有弯曲的倾向及其弯曲的方向很简单。基于这种情况，可根据肋骨的自然属性进一步塑形。有许多方法可以减少肋软骨的弯曲变形。据称，与在软骨周围塑形相比，在软骨中心塑形的弯曲变形发生率更低（图 14-5）。

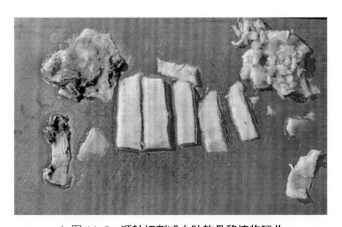

▲ 图 14-5　顺轴切割减少肋软骨移植物翘曲
考虑到肋软骨的形状、长度和宽度，其可作为用途广泛的移植物供体。软骨膜和直肌筋膜容易获取

另一种有趣的方法是 Tastan 和 Sozen[32] 提出的斜劈法（oblique split method）。以与肋骨长轴成 30° 角斜切而成的横截面移植物具有等向圆周挛缩力，从而降低了弯曲的概率。

斜劈法可提供多种厚度的直肋软骨移植物。在一篇综述中，Wilson 等[33] 发现，斜劈法产生的结果可与顺轴塑形相媲美。

可以根据需要，利用直的或者弯曲的部分构建一个并列的结构。

设计、执行、切割妥当时，无须大体积的肋软骨即可提供恰当结构。

开放入路的鼻整形术视野更好，避免了暴露不足导致的软骨扭曲的情况，使诊断和治疗更加准确。

以标准方式掀起鼻中隔黏膜瓣，显露剩余中隔软骨。根据是否存在尾侧或背侧软骨条，余下的支架部分可以用肋软骨部分移植物进行加固或重建。部分重建可以精确调整新建鼻中隔的高度和长度。

目前有各种不同的手术方式，Kim 和 Thorium[34] 在特殊病例的基础上提出了一种手术方式。

以下是Ⅳ型鞍鼻即鼻中隔在穹隆处失去支撑（包括骨性和软骨性）和内层组织萎缩的重建方式，这类情况下，Rollin 技术是通过建立"L 形支架"来实现重建的。

L 形支架移植物是由延伸移植物（一种全鼻背移植物）和小柱支架移植物组成的。延伸移植物的上半部分固定在"关键石区域"或鼻骨区，其下半部分固定在附着于前鼻棘的鼻小柱支柱移植物。

为了最大限度地稳定和避免不对称，可用双侧延伸移植物将中隔尾端延伸移植物固定在原有的鼻中隔尾部；然后用"tongue-in-grove"缝线将内侧脚缝合固定在鼻中隔延伸移植物的尾端边缘，从而得到理想的鼻尖突出度和旋转度。必要时可行截骨术。

一旦建立起了牢固的结构，就可以创造出符合美学标准的轮廓。在鼻尖稳定后，如下文所述，可以使用筋膜包裹的肋软骨粒恢复适当的鼻背高度。复合重建是一种恢复结构支撑和美学轮廓的针对鞍鼻畸形的独特、灵活的方法（图 14-6）。

大多数鞍鼻采用将移植物头侧置于鼻骨穹窿上、尾部由鼻小柱支撑的鼻背移植矫治方法。复合重建可给予外鼻稳定性和美观性，这一结构因其深部坚固的框架及其表面的可塑层的共同作用而呈现出了更美观的外形（图 14-7）。由于重建的深与浅层次的差异，主要结构移植物处于不可见的位置，变形和不整齐不再是问题（图 14-8）。

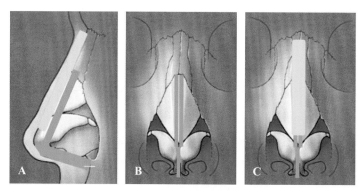

▲ 图 14-6　鞍鼻复合重建示意图

鞍鼻复合重建（Ⅲ型和Ⅳ型，首先在深层恢复鼻中隔支撑结构，而后在浅层改善外鼻形态

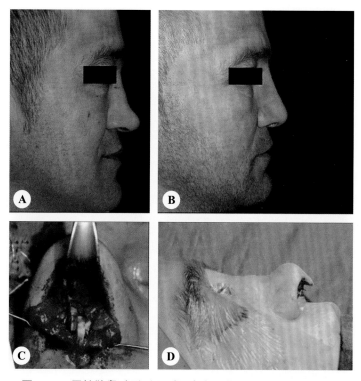

▲ 图 14-7　男性鞍鼻畸形（Ⅳ型）患者肋骨复合移植重建术前和术后 18 个月所见

A. 术前；B. 术后 18 个月；C 和 D. L 形支架重建：将双侧延伸移植物固定在鼻中隔延伸移植物上。

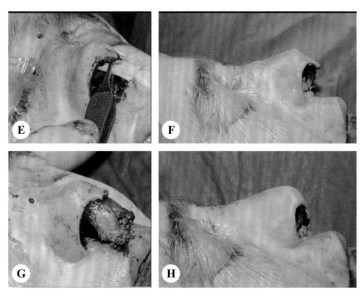

▲ 图 14-7（续）　男性鞍鼻畸形（Ⅳ 型）患者肋骨复合移植重建术前和术后 **18** 个月所见

E 和 F. 在鼻背放置薄的纵向盖板移植物；G 和 H. 筋膜包裹的软骨粒用于鼻背的最终重塑。筋膜包裹的软骨粒采用腹直肌筋膜及肋软骨制备而成

（五）筋膜包裹的软骨粒

通常，使用固体的鼻背盖板移植物的患者再次手术率很高，因为存在各种问题，如变形、脱位、触觉或者视觉上很明显，特别是在较薄的皮肤上。正因为如此，近年来，筋膜包裹的软骨粒移植变得越来越流行。

由 Erol 首先提出的原创性技术的许多改良方式已经发表[35]，这些技术在软骨粒的来源（鼻中隔、耳甲或肋骨）和填充软骨粒的材料类型上是不同的。软骨被切割成长度小于 0.5mm 的小块，确保了软骨细胞的存活。因压碎、碾磨或颗粒化将影响软骨的存活，因此未进行上述操作。经过数月的时间，软骨粒就会固化，存活率可以与固体移植物相媲美。

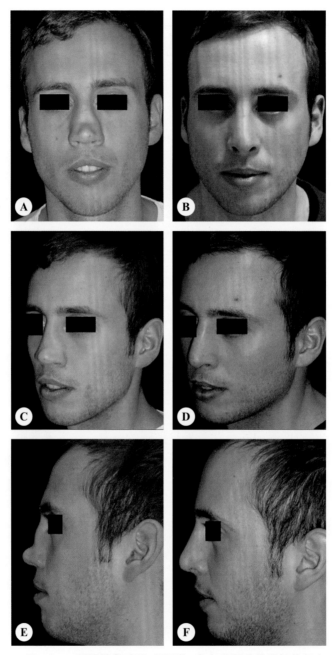

▲ 图 14-8　男性鞍鼻畸形（Ⅳ型）患者采用肋骨移植物复合重建术前和术后 24 个月所见

A、C、E. 术前；B、D、F. 术后 24 个月

最初建议使用合成材料如 Surgiderm 或 Alloderm 来制作包裹软骨的袖套，但由于异物吸收引起的炎症反应导致软骨粒丢失，这些材料已被弃用。

根据 Daniel 等[36] 所描述的原理，筋膜包裹的软骨粒移植物已经成为鼻背最终塑形和适度隆鼻手术中的一种有效选择。颞肌筋膜是一个很好的选择，但它需要第二个术区且有脱发和血肿的风险。

颞肌筋膜或耳后筋膜包裹的耳甲软骨粒是一种很好的组合，也是一种简单安全的隆鼻选择，尤其适用于缺陷不太严重且不需要更多软骨用于其他整形用途（鼻尖、鼻小柱等）[37]。如果有微小的缺陷，可以使用"游离"软骨粒。在使用软骨粒进行隆鼻后，受区在移植物周围产生额外的纤维组织，从而形成一个大的半硬式移植物。重要的是，外科医生不要"过度移植"，因为不存在术后移植物的吸收。

软骨粒移植物是通过将任何供区部位的软骨切成 0.5mm 的碎片，然后使用铲形器械将其精确送入需要进行隆鼻的区域，或者直接通过结核菌素注射器注射到鼻背（图 14-9）。

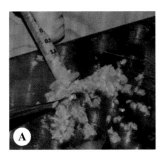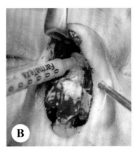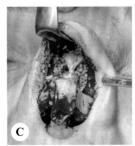

▲ 图 14-9　软骨粒移植物的植入

A. 取自肋软骨或鼻中隔的游离软骨粒；B 和 C. 用结核菌素注射器将其置于鼻背部作微小充填

对于严重鞍鼻畸形的患者，自体肋骨和无论是否用腹直肌筋膜包裹的软骨粒组合的整形效果最好。事实上，使用腹直肌筋膜移植物的手术时间更短，而且不需要为制备筋膜袖套增加额外的自体供区，因此用腹直肌筋膜包裹的肋软骨粒是切实可行的选择[38]。利用这项技术，使用肋骨移植物能够实现结构重建和软骨穹隆修复。然后，在坚固的底层框架结构上植入筋膜包裹的软骨粒来完成鼻背轮廓的美学重建。筋膜包裹的软骨粒是一个从鼻根到中隔角的全长结构，在鼻背上精确测量所需的长度和宽度，以使其在鼻额角和鼻尖上点之间为所需的特定距离。固定点是鼻根处的两根经皮缝线及鼻尖处的一根。常用尺寸是长 3cm，宽 0.9cm。

最后，筋膜包裹的软骨粒提供了适度的隆鼻，以便在确定鼻尖之前确定最终的鼻背高度 [39]。而鼻背下方结构需要事先通过 L 形支架重建 / 稳定以及两侧相关的延伸软骨条来构建。在某些情况下，另一种选择是使用带软骨膜的肋骨或液体软骨或筋膜包裹的软骨粒结合纵向细长的肋骨盖板移植物。

（六）液态软骨和脂肪填充

自鼻中隔软骨削下的自体液态软骨是一种自体填充材料，已被证实在矫正鼻背和大翼软骨缺损或鼻尖上区缺损方面卓有成效。此外，无与伦比的生物相容性使碎屑的软骨成为组织工程中很有前景的自体生物技术。其他供区可以是肋软骨或耳甲软骨，但与鼻软骨的特点不同。

在软骨修复或外鼻缺陷的矫正时，向缺损处注射含液态软骨碎屑的生理盐水是绝对可行的，尤其要指出的是使用液态软骨填充缺损是一种灵活的微创填充手段。

这种液态软骨填充物可以应用于外鼻的各个部位，包括鼻背、鼻根、鼻尖、前颌、鼻翼底部、鼻小柱和软三角等。

为了确保移植物固定到位，防止其移位，应在与软骨或骨接触的狭窄紧密空间内进行深层注射，而不破坏皮瓣。

Trivisonno 等 [40] 在最近一项关于液体软骨的研究中，描述了软骨细胞在注射后长期存活的能力及活跃的血管生成特性有助于促进组织再生。总之，作为一种有用、重要的自体组织来源，软骨细胞和液态软骨可用于各种治疗，如再生或修复鼻部组织缺损和外鼻形态的不平整。使用液态软骨作为填充物，可以恢复鼻背皮肤的质量，提高鼻整形的最终美学效果。

另一种有用的方法是脂肪填充。

事实上，在鼻锥中使用自体脂肪组织填充虽然相对少见，但对于皮肤非常薄的萎缩性鼻炎患者来说，这是一种较好用的方法[41]。

脂肪填充的主要特征之一是含量较高的 MSC，能够再生组织。这一特性在治疗放射性皮炎、烧伤后遗症、慢性溃疡和进行抗衰老疗法等多种情形相当有用。

因此，脂肪填充是隆鼻和改善鼻背皮肤质量的一种有用的方法。考虑到脂肪组织的体积特性和对皮肤营养的作用，可被认为是最好的填充物。

然而，重要的是要了解、重塑骨骼和软骨等支撑结构并使软组织适应变化才能达到最终稳定的外鼻形态效果，除非结合鼻整形技术填补鼻根、眉间和前颌区域的骨质缺损，自体脂肪填充应用于鼻部美学仅能通过软组织来掩盖鼻部结构的不平整。在后一种情况下，脂肪填充与在相同的位置植入软骨或固态假体具有相同的效果[42]。

这些观察对萎缩性鼻炎患者很重要，因为他们的皮肤非常菲薄且黏附于骨面和软骨面。对于某些瘢痕或粘连程度较高的病例，使用脂肪组织移植治疗鞍鼻可以是首选。事实上，脂肪组织移植已经显示出松解紧绷着的粘连皮肤、改善萎缩性鼻炎患者的鼻整形术效果的作用。脂肪组织中含有丰富的 MSC，使其具有再生能力。

对于继发于萎缩性鼻炎伴轻度或重度鞍鼻畸形的患者，为获得更好的鼻背皮肤质量，可以在隆鼻术前 6 个月进行 2 个疗程鼻背微量注射脂肪组织治疗（图 14-10）。

医生需要考虑二次脂肪充填的可能性，因为脂肪组织往往会在术后几周被吸收。

四、结论

萎缩性鼻炎是一种慢性、渐进性的鼻腔退行性病变。由于破骨细

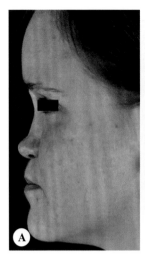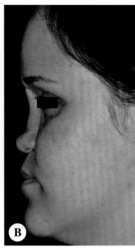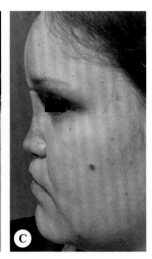

▲ 图 14-10　患者，女，25 岁，鞍鼻畸形（Ⅳ型）的术前、最后一次脂肪注射 6 个月后的结果。总计完成了 2 次脂肪充填（在首次治疗 6 个月后进行了第二次治疗）。患者在幼时接受过鼻部放疗，菲薄的皮肤黏附于下方结构。脂肪移植技术改善了皮肤质量，使鼻整形变得更容易。用肋骨移植进行了复合重建

A. 术前；B. 最后一次脂肪注射 6 个月后；C. 应用肋骨移植物复合重建术后 6 个月（侧位）

胞活性增加，所有黏膜成分（上皮、血管和腺体）的化生和萎缩逐渐加重，导致鼻部结构体积减小。

　　鼻中隔完整性的进行性破坏会导致特征性的鞍鼻畸形，表现为中部穹隆的塌陷和展开，鼻尖失去支撑和过度旋前，垂直方向上的鼻尖突出度的下降，鼻小柱后缩，鼻底增宽。从功能上讲，内外鼻阀都会受到影响，导致严重通气障碍。萎缩性鼻炎的鼻整形术是难度较高的手术，因为鼻背皮肤很薄，而且与底下的结构粘连。隆鼻对于塑造一个理想的外鼻非常重要。

　　鞍鼻的外科治疗一直是挑战。

　　讨论的第一个要素是用于矫正鞍鼻的重建材料。最常见的是来自不同部位的软骨，即鼻中隔、耳甲或肋骨，取决于所需移植物的形状和数量。软骨是一种容易获取的材料，可以塑形成精细的解剖结构来

修复浅表的不平整，也可以塑形成大的移植物来填补大的缺损[43]。

此处提出的治疗策略是基于一种尽可能实用的分类并包含了进展性和适应性的治疗方案。

肋软骨仍然是复杂的鼻整形的首选移植材料，因为鼻背填充和（或）加强结构完整性需要相当数量的软骨。尽管肋软骨的获取和加工有了改进（如均衡的横截面塑形），但固态肋软骨的关键问题仍然是可见、异常轮廓和卷曲。自体筋膜包裹的肋软骨粒不具备上述问题，是一种柔韧的鼻背移植物，具备不易看出、鼻背和鼻侧亚单位过渡顺畅、没有卷曲风险的特征。

在鼻整形手术前，注射自体脂肪组织是改善鼻背皮肤质量的有用方法，尤其适用于鼻背皮肤较薄且有瘢痕的患者。

矫正鞍鼻畸形是个体化而非仅仅固定程序化的手术。

第15章 萎缩性鼻炎手术治疗：自体肋软骨移植物的应用

Surgical Treatment of Atrophic Rhinitis: Use of Autologous Costal Cartilage Grafts

Fazil Apaydin 著

陈 静 杨艳莉 译

一、概述

肋软骨是鞍鼻畸形重建和鼻整形手术中移植物的重要来源之一。然而，对于手术医生们来说，肋软骨的截取和雕刻成型始终是一项挑战。1958 年，Gibson 和 Davis 提出了一种"平衡式横切法原则"的技术，以避免在使用雕刻成型的肋软骨时出现一种常见问题——扭曲[1]。他们指出，如果将肋软骨移植物两侧的应力（扭曲力量）加以中和平衡，移植物就不会发生扭曲。他们共列出了 46 例采用此手法的患者的 3 年随访观察结果。随后，Tastan 等提出了一种斜劈法，其做法是在拟截取的肋软骨上沿长轴方向稍斜成一定角度劈开。他们在原文中并没有提供任何对移植物扭曲随访的观察结果[2]。文中还指出，尽管肋软骨移植物可被修饰成各种所需的外形，但总体都保持直态。

二、肋软骨雕刻法

（一）平衡式横切法原则

鞍鼻畸形重建手术和再次鼻整形手术考虑使用肋软骨时，平衡式横切法仍然是一种最基本的技术[1]。雕刻后的软骨移植物一般用于结构性塑型和强化性成型。而在一些中隔尾端支撑较差的病例中，往往还会采用背侧移植物和鼻小柱混合体[3]。有报道称采取对称性手法仔细雕刻肋软骨能将术后软骨移植物扭曲的可能性降到最低[3]。我们的经验是即便采用对称性手法仔细雕刻肋软骨，移植物随后依然有可能发生扭曲，尤其是被用作结构性塑形时（图 15-1）。Rettinger 开创使用的取自肋软骨的一体式 L 形小柱，这种方法数十年来被广泛应用且疗效显著[4]。采用背侧覆盖移植物在临床中极少出现明显的扭曲，但采用肋软骨移植物后出现扭曲始终是一重要问题，因此应运而生出诸多切取和雕刻技术以克服这一难题。过去医生们一直采用平衡式横切法，术后移植物扭曲几乎未发生，但仍需加以关注。我们和其他一些有经验的鼻整形医生会采用加厚移植物以尽量避免扭曲，但术后可能会出现患者无法接受的硬鼻。

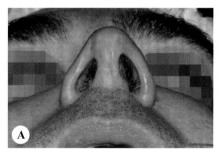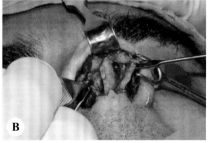

▲ 图 15-1　在歪鼻重建中用取自第六肋的 L 形小柱完成部分重建
A. 出现扭曲；B. 再次手术处理

用手术刀徒手雕刻肋软骨历来是一种加工移植物的传统技术，而该法获取薄片移植物不仅在技术上是个挑战，更会增加术后移植物扭曲的风险。植皮刀片能克服获取薄片的技术难题，但术后发生扭曲的可能性依旧存在[5]。

该法的主要问题是获取的移植物数量较少。移植物多取自肋骨中央部分，其余周边部位软骨因易扭曲的特性而无法使用。在典型的鞍鼻畸形矫正术中，我们通常采用肋骨中央部分作为中隔尾端移植物，而一侧外表面修饰雕刻后用作背侧覆盖移植物。然而，在再次鼻整形手术中，由于移植物种类、大小和数量的不同，限制了我们采用平衡式横切法雕刻肋软骨。

（二）斜劈法

在 2008 年，Tastan 正式发表相关论文前几年的一次会议上，著者从他那里学习了斜劈法技术[2]。此法为扭曲这一常见难题提供了一种令人印象深刻、简单可行的解决方案，因此著者采纳了这种方案。针对女性患者，著者多采用乳房下切口从而较易获取第五和第六肋软骨。取 4～6cm 长的肋软骨，按照实际需要决定移植物切取的角度、方向和长度，以在已雕刻的肋软骨上尽可能获取最大长度的移植物（图15-2）。

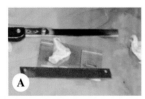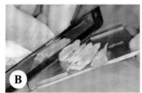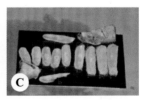

▲ 图 15-2　第六肋软骨的斜劈法雕刻

A. 第六肋软骨已经取出并做好标记便于采取最佳方案斜劈开；B. 用"厨师刀"精准切割；C. 已经获取 12 片不同厚度的保留外皮质的移植物，同时保证剩下的软骨部分可以随时提供更多移植物

过去 10 年中著者用了哪几种器械呢？开始的时候，著者尝试过病理学家们使用的切片刀，这种切片刀比一般手术刀要长，更容易切取长骨片而且移植物更加光滑；而多次不小心切到手指后，著者找到了一种手柄，可以使手指置于安全位置。之后著者开始使用植皮刀，更便于切取肋软骨。直到 4 年前，著者找到了一种非常理想的刀片，著者称之为"厨师刀"[6]。截取肋软骨时，著者喜欢用厚度至少 7～8mm 的刀片，这正好是肋骨的常见厚度；这种"厨师刀"的长度为 13cm，厚度为 14mm。装入刀柄固定器后，刀片的切割厚度为 8mm（图 15-3）。

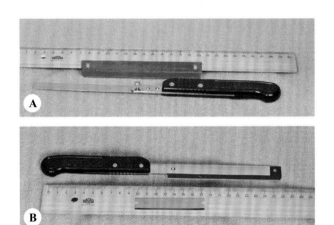

▲ 图 15–3　"厨师刀"

A. "厨师刀"由两部分组成：26cm 的刀柄固定器和 13cm
的刀片；B. 刀片嵌入刀柄，并用一个小螺丝加以固定。将
切片机刀片放在标尺上，便于对比这两种刀片的大小比例

这种"厨师刀"能非常精准地将移植片厚度控制在 0.5mm、1mm、
2mm 和 3mm。在绝大多数病例中，会尽量保留肋软骨移植片的外皮
层，这样有助于提高稳定性并防止发生术后扭曲和吸收。

三、临床应用肋软骨

（一）鼻中隔

鼻中隔可发生重度偏曲，在鞍鼻、先天性疾病如 Blinder 综合征或
鼻唇腭裂病例中甚至会出现鼻中隔部分缺失。鼻中隔严重偏曲可能是
由于创伤或先前手术的医源性因素。此时需要一种直移植物重塑鼻中
隔。鼻中隔可分成几个假想区，移植物可用于加强或替代原部分［背
侧和（或）尾端］以形成直 L 形小柱。在某些由于鼻中隔脓肿导致鼻
中隔软骨缺失的病例中，可通过斜劈法获取移植物来重建整个鼻中隔
软骨。1～2mm 厚的移植物可通过将 0.5mm 厚的移植物缝合后获得，
以替代先前使用的 PDS 箔片之类的模板。鼻中隔背侧区域的支撑可通

过在两侧将移植物伸展成夹板式固定，进而和鼻中隔尾端的延伸或替代移植物整合（图 15-4）。

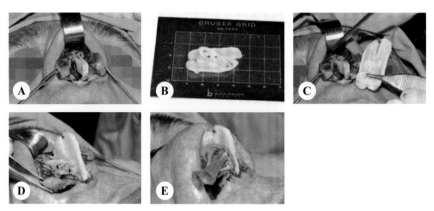

▲ 图 15-4　应用肋软骨矫正鼻中隔

A. 两片移植物成夹板式与小片状鼻中隔软骨在关键区域做缝合处理；B 和 C. 用一片 0.5mm 厚的移植物将两片 2mm 厚的移植物缝合到一起，以重塑一个新的鼻中隔；D. 新中隔与平铺移植物相缝合以重塑 L 形小柱；E. 鼻翼内侧脚和新中隔成槽状缝合

（二）鞍鼻

在鞍鼻畸形中，有两方面尤其需要注意，即鼻中隔和是否需要隆鼻。针对鼻中隔的相关技术讨论已如上述。针对背侧区域隆鼻，著者目前采取过以下几种方法。

- 移植物固定覆盖。
- 分层移植物。
- 筋膜包裹的软骨粒[7, 8]。
- 筋膜包裹的软骨片。

薄片法技术需要将两片或更多片通过斜劈法获取的移植物相互缝合，这些薄片缝合后需按照最终实际体积大小再做仔细切削调整。著者更倾向于采用从肋软骨表面获取的软骨外膜来覆盖中隔移植物的上半部（图 15-5）。斜劈法获取的移植物的优势就在于依照实际尺寸需要多层缝合后不会发生扭曲和重吸收。

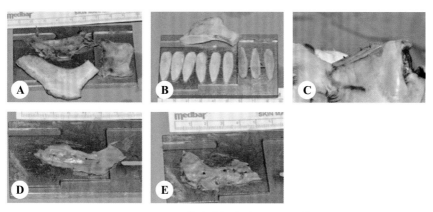

▲ 图 15-5　薄片法技术获取的移植物

A. 同时获取的第六肋软骨、腹直肌筋膜和外层软骨膜；B. 采用斜劈法获取的多个不同厚度的移植体；C. 两层薄片相互缝合以增加体积；D 和 E. 外层软骨膜覆盖移植物的背面和侧面

（三）再次鼻整形术

患者往往会因为长期鼻部偏斜、过度切除或切除不足而寻求再次手术。在过度切除的病例中，移植物的需求量往往会超过耳甲软骨所能提供的软骨数量。在此情况下采用斜劈法从一根肋骨上可获取各种不同长度和不同厚度的笔直移植物，并在技术上避免了过度复杂和无谓耗时的精雕细琢。相较于其他方法，斜劈法对于鼻科医生来说可以更加快速和熟练地获取各种不同体积、类型的移植物。著者曾用此法截取了薄如纸片的移植物用作鼻翼侧脚柱状支架和假体（图 15-6）。在年轻患者中，较薄的移植片意味着更容易弯曲以重塑低位侧壁软骨（图 15-7）。相对于厚移植片，薄移植片避免了后期移植片僵化和变硬。

（四）萎缩性鼻炎

一种公认的治疗萎缩性鼻炎的方法是在下鼻甲内植入软骨移植物以缩窄鼻腔通道[9]。已有文献报道采用肋软骨移植物治疗萎缩性鼻炎的方案[10-12]。与其他方法相比，采用斜劈法获取的肋软骨移植物有很多优点，更适合用于治疗萎缩性鼻炎。

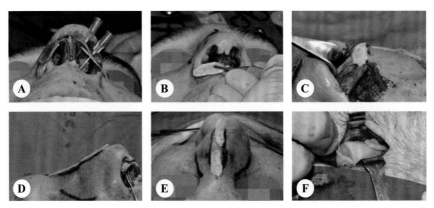

▲ 图 15-6　用作鼻翼侧脚柱状支架和假体的薄移植物

A. 当薄片移植物用于鼻翼外侧脚柱状支撑时，患者无法从鼻内触及；B. 类似的情况也适用于鼻翼板状移植片植入；C. 顶部移植物易从肋软骨截取；D 和 E. 薄纸片状移植片也可用作假体植入；F. 剩余的软骨部分可以一并埋入手术植床用于支撑

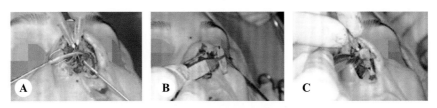

▲ 图 15-7　较薄的移植片的移植效果

在年轻患者中，薄片移植物具有足够的柔韧性用以部分或完全重塑缺失的鼻翼软骨。在此病例中，外侧脚和顶部都用薄片重塑（A 和 B）。然后植入一个雕饰成盾形的移植物，以使鼻尖部外形更佳、更挺翘（C）

四、结论

　　肋软骨雕刻主要有对称平衡横切法和斜劈法两种。著者近 10 年的临床经验表明，斜劈法的优势明显，主要体现在降低移植物获取难度和避免术后严重扭曲。这也是为何肋软骨移植物常被选为治疗萎缩性鼻炎的理想材料。

第 16 章　异质植入物在鼻重建中的应用
Allografts Use in Nasal Reconstruction

Pier Giorgio Giacomini　　Valentina Rosati　　Eleonora Ciaschi

Andrea Gravina　　Stefano Di Girolamo　　著

朱鲁平　杨艳莉　译

一、概述

如感染、慢性炎症或切除操作造成的鼻部结构的破坏，需要进行复杂的鼻部支架结构的重建[1]。已有多种类型的移植物和植入体被采用[2]。不论进行何种类型的鼻部重建术，术者都会面临一个临床上的问题：针对该患者最适合何种重建材料？因此，对于外鼻重建的整形外科医生来说，填充的材料选择是个重要的问题[3, 4]。需要强调移植物和植入物的基本区别，即移植物由同一患者的组织［自体移植物（autograft）］或同一物种的组织［同种移植物（homograft）］组成；植入物是指合成的物质，如果其可以植入人体内即称为异质植入物（alloplasts）[5]。理想的异质植入材料需要满足以下特点，即不致癌、不致敏、易于获取、耐机械压力、完全吸收却仍然可靠等。通常认为在鼻填充术中应首选自体移植物，但缺点是自体移植物不容易获取，数量不足以满足各种原因导致的鼻部萎缩性改变的需要，以及存在其他可能的弊端：供应有限，不可预测的再吸收发生率，难以操作，供区的病变。在这些情况下，需要考虑其他的材料来源，异质植入物作为有吸引力的替代品，可以考虑选用[6]。另外，治疗中的并发症和有限的用途仍存在争议。这种主观差异和争议促使不同技术手段的发展以发掘更理想的移植物（图 16-1）。在发达国家，当无法获得鼻中隔软骨或其数量不够时，外科医生喜欢选择肋软骨或耳郭软骨，但在亚洲更多地采用异质植入物[7]。在鼻部整形史的最初期，人们做了多种尝试，曾使用如金、铁、象牙、石蜡、胶片、玻璃、软木等材料做植入体，但终因各种无法克服的问题而放弃[8]（图 16-2 和图 16-3）。如今，通常采用的异质植入材料有硅胶、Gore-Tex®、Medpor® 和聚二氧六环酮板（PDS 柔性板）[9]。本文将根据文献资料和个人经验对其优缺点进行概述，重点介绍其在需要手术矫正的萎缩性鼻炎病例中的可能应用。

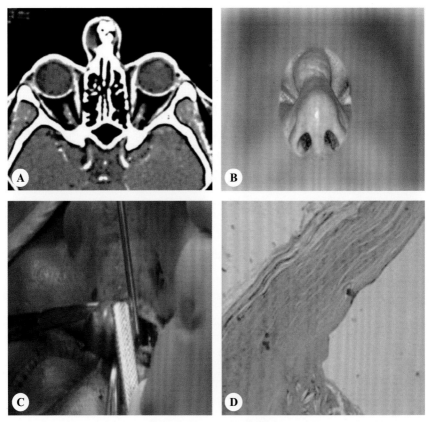

▲ 图 16-1　异物囊性反应

A. CT 扫描和病理标本显示异物囊性反应，包裹植入体的纤维囊；B. 鼻背的乳胶植入体（10 年前植入），目前为炎症状态、囊性化并移位，已被排异；C. 取出的乳胶植入体；D. 包裹植入体的纤维囊

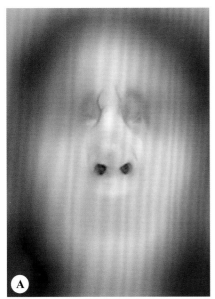
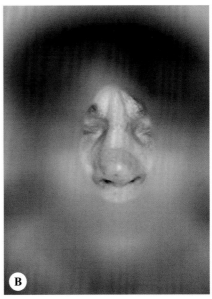

▲ 图 16-2　异质植入体

A. 鼻背部植入的 Kirschner 钢丝和固定过的肋软骨（10 年前），滥用可卡因的后果；B. 取出 6 个月后的照片

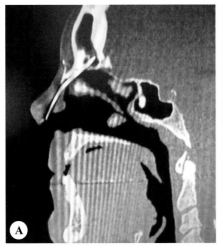
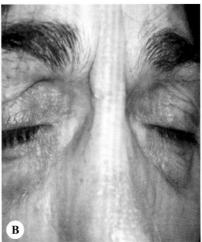

▲ 图 16-3　异质植入体感染

A. CT 扫描显示植入体感染；B. 移位的鼻背部植入体

过去 10 年在罗马托尔维加塔大学医学院耳鼻咽喉科鼻整形外科诊所治疗各种病因的萎缩性鼻炎与异质植入材料相关的并发症的一些典型临床病例已被报告。临床资料包括 8 例可卡因滥用，1 例化脓性慢性感染，2 例面部外伤后遗症，1 例鼻部手术史。患者男女比例为 1 : 4，年龄 42—81 岁（平均 49 岁），随访期为 3～15 年（平均 4.2 年）。所有患者均在其他地方接受过异质植入材料隆鼻手术，最终因出现并发症而进行修正性手术。将他们所使用的异体材料的类型、产生的并发症和结局修订成医学图表和图片文件，并进行组织病理学检查。也参考了文献资料，以明确在鼻重建过程中使用异质植入材料的可能性。

二、异质植入物的类型

因种族差异、材料获取的难易度、费用以及术者的经验和偏好差异，目前用于鼻部组织填充的异质植入材料各异。

（一）硅橡胶

固体硅酮橡胶或硅橡胶（硅橡胶片）是一种无孔隙，组织和血管无法长入，且极少引起炎症反应，易于雕刻塑形的材料。但是，硅橡胶会产生轻微移位，导致形成厚纤维囊状隆起[9]。采用硅橡胶植入体的隆鼻术在亚洲国家开展得更为普遍，而在白种人群几乎被摒弃[7]。

这是一种高生物相容性、无毒、无免疫原性、易于塑形、化学稳定性佳、物美价廉的材料。亚洲人的鼻部较厚的皮肤降低了对植入体的排异风险，且硅橡胶植入体的优势被广泛报道[10-13]。但也有报道当全身使用时，感染、囊性挛缩、排异反应、植入体移位和钙化的发生率在 35% 以上[14-18]。

基于 5 例（图 16-4）鼻背硅胶植入体取出病例的经验（2 例亚洲人，3 例白种人，男女比 1 : 4，年龄 38—62 岁），感染和囊性化是主要的迟发性并发症，并最终导致植入体的排异和移位（图 16-5）。

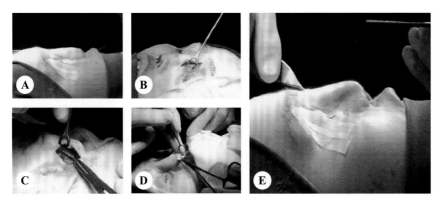

▲ 图 16-4　硅橡胶鼻背植入体取出和鹰嘴的自体骨植入，可卡因滥用的结果
A. 术前图像；B. 硅橡胶植入体取出；C 和 D. 术中图像；E. 最终结果

需要指出的是，显著的个体差异明显影响了并发症的发生率。但硅橡胶植入体在所有异质植入材料中并发症发生率最高（13%）。据报道，如果硅橡胶表面覆盖自体组织可降低并发症的发生（8%），并减少随时间延长而产生的损伤[7]。

（二）Gore-Tex®

在 20 世纪 80 年代晚期，Gore-Tex® 材料开始应用于鼻部手术[19]（Rothstein 和 Jacob，1989），其具有生物相容性、非致敏性、组织整合性、结构稳定性。这些特性源于 Gore-Tex® 多孔的质地（孔径 10~30μm），这样的孔径可使纤维细胞生长到孔隙中，降低了发生炎症反应和囊状挛缩的可能。基于 4 例 Gore-Tex 鼻部植入体取出病例的经验（均为白种人，男女之比 1：2，年龄 42—71 岁），感染和囊性化是引起晚期并发症而导致植入物排异的主要问题（图 16-6）。然而，Godin 等[20]、Conrad 和 Gillman[5] 以及 Jin 等[21] 多个研究团队发现并发症发生率为 2.5%~3.7%。Jang 等[22] 和 Kim 等[3] 调查了异物反应，聚焦于 Gore-Tex 的组织内生长、钙化、分解、厚度的变化，得到了相似的结果。该类材料存在的缺陷包括对外力冲击的抗压性差，纤维血管组织的长入不确定，难以清除，体积的收缩[23]。文献显示，Gore-Tex®

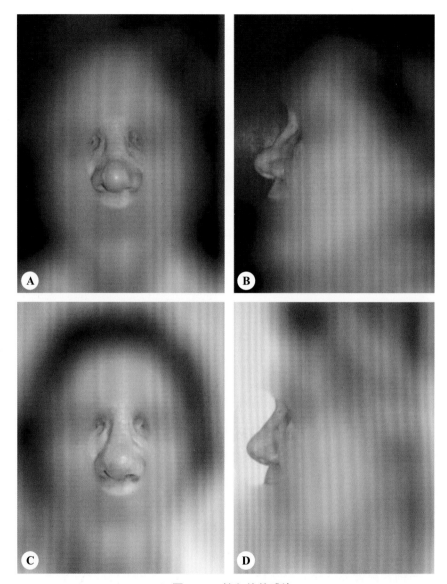

▲ 图 16-5 植入体的感染

A 和 B. 感染后（儿童鼻部骨髓炎）导致的鼻萎缩。曾行鼻背的硅橡胶填充植入重建，最终因感染而被取出。C 和 D. 采用耳郭软骨进行自体移植物重建

和硅橡胶植入体具有相似的失败率。然而，近来的特定分析发现，由于硅胶和 Gore-Tex® 易于使用，且采用特定技术时术区并发症发生率低，故在亚洲地区患者的隆鼻术中具有重要地位[24]。在亚洲，Gore-Tex® 植入体在初次和再次进行的鼻部整形术中均是安全有效的。因此，Gore-Tex® 可作为鼻背填充整形术的备选材料，但经证实并不比硅橡胶植入体更具优势[25]。

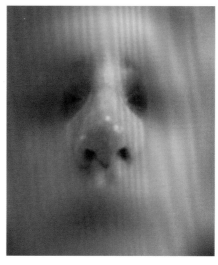

▲ 图 16-6　**Gore-Tex** 的鼻尖植入（3 年前），近期感染而最终采用耳郭自体移植物替代

（三）Medpor®

Medpor® 是一种应用广泛、具有良好的生物相容性且结缔组织可向内长入的多孔高密度聚乙烯（porous high-density polyethylene，pHDPE），自 20 世纪 80 年代开始使用[26]。但有报道在不同的鼻部手术中，采用不同种类的移植物会产生排异和感染。据报道，pHDPE 用作片状植入物较之作为鼻小柱支柱具有更好的安全性[27-31]。pHDPE 填充鼻小柱发生感染的概率为 21.24%，是作为鼻背植入体的 4.11% 感染率的 5 倍。Skouras 等[32]、Gentile 等[33] 和 Scopelliti 等[34] 报道在 58 例采用 Medpor 作为鼻背植入体和鼻小柱支撑的患者中，55 例获得成功。Yaremchuk[35] 后续报道了 3 例将 Medpor 应用于开放性鼻部整形术的成功病例：在骨膜下充分暴露填充区，在骨质下稳定地放置植入体，以及嵌入部位轮廓的塑形。

在闭合式的鼻部整形术中，切开合适尺寸的囊性填充区以及塑形植入体的粗糙面至关重要。需要指出的是，必要时通过外科手术移除 Medpor® 非常复杂。基于个人积累的使用 Gore-Tex® 的 3 例患者的经验（2 例亚洲人和 1 例白种人，均为女性，年龄在 36—58 岁），鼻背部植入物移位感染是晚期并发症处理中的主要问题，可导致植入物的排异，但因植入物与周围组织及其上萎缩的皮肤紧密粘连，清除极为困难（图 16-7）。这种材料和黏膜及软骨膜附着的非常牢固，周围有丰富的组织和血管长入 [3]。需要取出 Medpor® 时则非常困难，往往造成鼻部皮肤的撕裂和明显的瘢痕 [36, 37]。Medpor 材料从美学和功能的角度审视是完美的，但对受体组织可能带来的伤害又限制了它的用途（图 16-8）。

（四）PDS®

PDS® 是一种无色、透明的可吸收高分子聚合物（聚二氧六环酮，

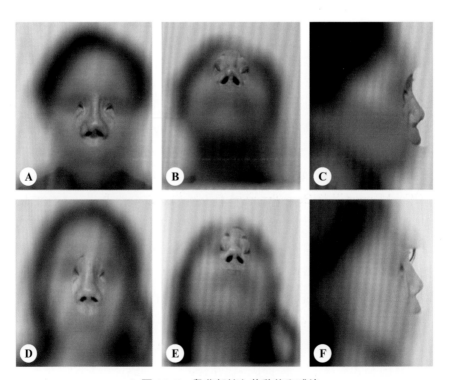

▲ 图 16-7　鼻背部植入物移位和感染

A 至 C. 鼻背的 Medpor 植入体（7 年前植入），发生感染和部分排异；D 至 F. 用耳郭软骨移植物替换 3 个月后

polydioxanone），在体内可通过水解作用降解，并被完全代谢而不影响愈合。临床上尝试用该材料做鼻中隔重建取得了良好的治疗效果，可促使创伤恢复和软骨再生，最后植入体可完全被吸收[38]。PDS 片状移植体已经被应用于鼻整形术，但还缺乏高质量的长期研究结果[9]。

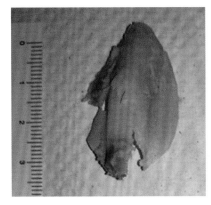

▲ 图 16-8　取出的 Medpor 植入体

三、结论

Liang X 等[7] 致力于异质植入物和自体移植物的差异比较，他们进行了一项 Meta 分析，比较自体肋软骨移植物（autologous costal cartilage，ACC）和异质植入物在鼻整形术中的应用，发现 ACC 较其他植入物有更高的并发症总体发生率（14%），需要指出的是，ACC 比其他材料也更加广泛地应用于修正性鼻整形术，或许这可解释 ACC 并发症发生率较高的原因。Gore-Tex 整体的并发症发生率最低（6%）。ACC、Medpor 以及 Gore-Tex 取得了 93% 以上的功能和美学领域的成功率。但值得关注的是，异体移植材料总有感染、排异或移位的风险。故认为，从长远来看，异体植入材料与 ACC 的安全性差异会缩小，甚至会反转。

使用植入体或移植物时需考虑的以下可能的并发症。

① 植入体移位和轮廓形态的异常是不幸的后果。因此，具有长期整复软组织缺陷的功能很重要。数个研究报道了多种植入材料容易发生移位和轮廓异常，Ferris 等[9] 总结认为"移位、排异、感染等倾向妨碍了 pHDPE 和硅橡胶等在绝大多数鼻整形病例中的应用"。在原本易移动的结构中放置坚硬的合成材料很可能会导致较高的并发症发生率。

② 另一种可能的植入体并发症是感染。在 Winkler 等[39] 的一系列的分析中，发现异质植入体是术后发生感染的显著的危险因素。pHDPE 作为一种鼻小柱支撑物，优先用于鼻中隔成形术或鼻整形术、糖尿病患者。膨体聚四氟乙烯作为鼻背部移植物，发生感染时需强制取出植入物，但立即还是延迟重建仍存在争议。在移植物感染或移位后可能发生排异反应。

③ 在使用可吸收的异质植入物诸如 PDS 时，可能会发生再吸收[40]。

总之，需要指出的是，在鼻整形手术中使用异质植入物的并发症发生率在可接受范围内，当自体移植物难以获取或数量不够时可加以使用。应用 Medpor 或 Gore-Tex 植入物的结局可能稍好于硅橡胶类材料[41]。基于个人的经验和文献资料，异质植入物在萎缩性鼻炎的鼻部重建，尤其是白种人中仍属于次选，取材的便利性被较高的并发症发生率所抵消。当考虑用什么材料和采用何种技术鼻部重建时，至关重要的因素是异质植入材料的相互作用和创伤修复所涉及的机制。这是预防异质植入相关并发症的优先事项，并根据每个病例找到最适合的异质植入材料。医生的需要考虑到这些特点，以便为明确选定的病例精确地调整它们的使用。很多异质植入材料因严重的并发症被弃用，也印证了目前尚未获取理想的移植物[42]。基于这一现状，针对萎缩性鼻炎后遗症的鼻部填充手术，应当结合年龄、种族和地域，且预期的并发症发生率很低时，便可选择异质植入物手术。在著者看来，理想的候选人选是亚裔、年长者或有重大健康问题者、无鼻部下 1/3 重建要求者。目前没有完美的或自始至终均优良的植入物，做选择时需要考虑到移植物之间的差异。然而，每位患者具有独有的特征，需要和患者共同进行决策，商议每种选择的风险与获益，指导患者的预期。对理想的鼻植入物的追求仍在继续，考虑用什么材料和采用何种技术支撑鼻部结构时，针对每一个体采用最适合的异质植入材料至关重要。